Dr. Thomas Pfeifer

TREFFEN SICH ZWEI KNOCHEN

Fit und gelenkig bis ins hohe Alter

Unter Mitarbeit von Claudia Stursberg

PIPER

Mehr über unsere Autoren und Bücher:
www.piper.de

MIX
Papier aus verantwortungsvollen Quellen
FSC® C083411

Ungekürzte Taschenbuchausgabe
ISBN 978-3-492-31333-9
Januar 2019
© Piper Verlag GmbH, München 2019
© Westend Verlag GmbH, Frankfurt/Main 2016
Umschlaggestaltung: zero-media.net, München
nach einem Entwurf von Buchgut
Umschlagabbildung: Jacqueline Petkov und picture alliance
Satz: Publikations Atelier, Dreieich
Gesetzt aus der Charter ITC
Druck und Bindung: CPI books GmbH, Leck
Printed in the EU

Inhalt

Vorwort   9

1 **Prolog: Plauderei mit den Muskeln**   11

2 **Bewegung, Bewegung!**   13

3 **Die Gelenke**   16
    Was soll das Ganze?   17
    Was gehört alles dazu?   20
    Welche Arten von Gelenken gibt es?   26
    Strammstehen oder wie?   29
    Gelenke mögen Bewegung – und was noch?   29

4 **Das sanfte Kissen: die Knorpelschicht**   33
    Was leistet sie?   34
    Wie ist sie aufgebaut?   35
    Warum kann ein Knorpel nicht wehtun?   37
    Wie wird für den Knorpel gesorgt?   38
    Kann man das reparieren?   41
    Knochen und Knorpel im Vergleich   43

5 **Nochmal: Bewegung! Aber welche?**   44
    Belastung vermeiden!   45
    Das hat gesessen!   46
    Dynamisch sitzen   47
    Hände hoch! Keine falsche Bewegung!   49
    Welche Sportarten sind denn gut?   50
    Und was ist mit Tanzen?   52

	Bewegungspausen – kurze und lange	52
	Was geht mich das an?	54
6	**Das Knie**	**56**
	Was leistet es?	62
	Bitte gehen Sie!	63
	Wie geht Gehen eigentlich?	64
	Warum ist das Knie so anfällig?	68
	Wenn alle Stricke reißen	69
	Symptome	71
	Diagnose	72
7	**Die Hüfte**	**73**
	Schwachstellen	75
	Diagnose	84
	Was kann ich selbst tun?	86
8	**Die Schulter**	**87**
	Ein muskelgeführtes Gelenk	91
	Was kann schiefgehen?	92
	Diagnose	98
9	**Die übrigen Gelenke**	**100**
	Die Hand	100
	Der Ellenbogen	113
	Der Fuß	117
10	**»Ich hab Rücken!«**	**132**
	Die Wirbel	132
	Schmerzen	136
	Blockade	139
	Hexenschuss	140
	Ischias	141
	Bandscheibenvorfall	142
	Prävention	144

11 Arthrose und Arthritis – die ungleichen Schwestern 146
Arthrose 149
Arthritis 170

12 Therapie 184
Man kann etwas tun! 184
Schmerztherapie 185
Letzter Ausweg Operation 193
Schulter 199
Arthritis 203
Risiken 205

13 Künstliche Gelenke (Endoprothesen) 206
Die Entscheidung 206
Voraussetzungen 211
Was wird gemacht? 212
Wie geht es einem nach der Operation? 216
Und zehn Jahre danach? 217
Endoprothesen bei Rheuma / Arthritis 218
Wie alt darf man sein? 219
Seit wann gibt es Endoprothesen? 219
Endoprothesen in aller Welt 220
Tabuthema Kosten 221

14 Was Sie selbst tun können: Prävention 222

15 Schlussbetrachtung 231

Epilog 236

Liste der Übungen 237

Bildnachweis 237

Vorwort

Wie gesund leben wir Mitteleuropäer des 21. Jahrhunderts eigentlich? Keine ganz einfache Frage, oder? Einerseits haben wir die meisten Infektionskrankheiten im Griff, können Krankheiten besser behandeln, wissen mehr über Hygiene und Vorbeugung und sterben nicht mehr an Hunger und Kälte. Andererseits sind wir Umweltgiften, Stress, Lärm und ungesunder Ernährung ausgesetzt.

Und auch, was unsere Gelenke angeht, kann man geteilter Meinung sein: Natürlich werden viele schwere körperliche Arbeiten, die die Leute früher buchstäblich kaputt gemacht haben, mittlerweile von Maschinen übernommen; so erreichen immer mehr Menschen ihren Ruhestand in einem erstaunlichen Fitnesszustand. Andererseits belastet die überwiegend sitzende Arbeits- und Lebensweise der meisten Zeitgenossen ohne jeden Zweifel unseren Bewegungsapparat.

Denn der menschliche Körper ist für die Bewegung geschaffen. Und weil die oft fehlt, ist die Arthrose, also der Gelenkverschleiß, leider die Volkskrankheit Nummer eins.

Das ist ein wirklicher Jammer, weil unsere erstaunliche und vielfältige Beweglichkeit eigentlich ein Geschenk der Natur ist – das wir aber nur mit gesunden Gelenken genießen können.

Wie kostbar die Gabe ist, sich schmerzfrei zu bewegen, begreifen wir in der Regel erst, wenn es in den Gelenken zwickt und schmerzt, weil uns Arthrose oder Rheuma (Arthritis) zu schaffen machen. Aber was genau schmerzt da eigentlich, und warum? Wie ist ein Gelenk aufgebaut, und wie funktioniert das Zusammenspiel von Knochen und Knorpeln, Muskeln und Sehnen, Bändern und Nerven, das unsere Gelenke zu wahren Wunderwerken der Evolution macht? Was nehmen unsere Gelenke übel? Womit können wir ihnen Gutes tun? Und wie kann die Medizin helfen, wenn ein angeknackstes Pflänzchen der Stützung bedarf? Das Wort »Orthopädie« stammt von griechisch *orthos pais* »gerades Kind«. Der Wuchs einer verkrümmten Wirbelsäule soll, wie ein Bäumchen durch einen Pfahl, gelenkt und begradigt werden.

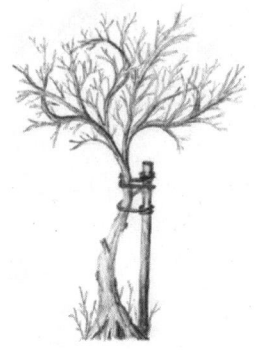

Dieses Buch nimmt Sie mit auf eine Reise durch den menschlichen Körper. Wir dringen gemeinsam zu seinen über 100 Gelenken vor und lernen die Stärken und Schwächen der Wundersubstanz namens Knorpel kennen, die die Knochenenden an ihren Treffpunkten davor schützt, sich zu nahe zu kommen. Ihre größte Schwäche wird Ihnen wie ein Mantra immer wieder begegnen: **Knorpel heilen nicht.** Sie wachsen nicht nach. Sind sie einmal weg, kommen sie nicht mehr wieder.

Das andere Mantra dieses Buchs ist eine ziemlich schlechte Nachricht für Couch Potatoes, aber eine gute für alle Freunde sanfter Sportarten wie Radfahren und Schwimmen: Unsere Gelenke und Muskeln bleiben nur gesund, wenn wir uns ausreichend bewegen. Wobei die Zauberformel heißt: **Bewegen, ohne zu belasten.**

Aber die meisten erwischt die Arthrose irgendwann doch – in der Schulter, im Knie, in der Hüfte oder auch in einem der kleineren Gelenke. Dann müssen wir Orthopäden ran. Deshalb handelt dieses Buch auch von den mittlerweile vielfältigen Therapiemöglichkeiten, mit denen wir die Lebensqualität von Gelenkpatienten wiederherstellen oder zumindest verbessern können.

Die Anregung zu diesem Buch stammt von meinem Verleger Markus Karsten. Ihm danke ich ebenso wie Claudia Stursberg und Oliver Domzalski für ihre sachkundige Unterstützung.

1 Plauderei mit den Muskeln

»Guten Morgen, Streckmuskel des rechten Oberschenkels!«
»Guten Morgen. Guck mal, was ich kann!«
»Fa-bel-haft! Ich bin beeindruckt.«
»Darf ich das noch zwanzig Mal machen?«
»Was, zwanzig Mal?! Also meinetwegen zehn Mal. Mehr geht nicht.«
»Ok, erledigt. Jetzt wollen dir meine kleinen Geschwister auch noch was zeigen.«
»Ach ja? Ich wollte jetzt eigentlich frühstücken.«
»Erstmal zeigen!«
»Ja ... wie viele Geschwister hast du denn?«
»Am Bein? So dreißig ungefähr. Zehn am Oberschenkel, elf am Unterschenkel, vierundzwanzig am Fuß ... ach, es sind doch fünfundvierzig insgesamt.«
»Was, so viele? Na, dann zeigt mal, aber die Füße jetzt nicht, die kommen nach dem Frühstück dran.« *(Hebt das Bein hoch, beugt und streckt es, in Bauch-, Seiten und Rückenlage etc.)*
»Na, was sagst du?«
»Super! Danke, dass ihr so viel für mich arbeitet!«
»Du hast uns in letzter Zeit auch geholfen, die Arbeit fällt uns jetzt viel leichter. Und übrigens – wir haben in der Zeit noch einen Nebenjob erledigt. Hast du's gemerkt?«
»Äh, ich weiß nicht?«
»Wir haben jeden Tag eine Gießkanne voll Synovia bei deinen Gelenken vorbeigebracht.«
»Voll – was?«
»Synovia. Das ist Dünger und Gießwasser für deine Knorpelkissen.«

»Oh, danke! Wo hattet ihr die denn her, diese Synovia?«

»Die hatte sich in die Ritzen verkrochen, wir mussten sie da rauspumpen. War ganz schön Arbeit. Wir haben das immer gemacht, während du Walken warst. Deine neuen Stöcke sind supergut!«

»Also, ich weiß gar nicht, wie ich euch danken soll!«

»Einfach in Bewegung bleiben! Wolltest du dir nicht ein neues Fahrrad kaufen? Kann auch eins mit Elektromotor sein, für die steilen Anstiege, die sind ja für deine Knie nicht mehr so gut.«

»Tolle Idee.«

Manchmal läuft der Dialog aber eher so:

»Hallo! Hallo! Wo seid ihr denn?«

»Piep.«

»Das war zu leise, ich verstehe nichts.«

»Wir sind ganz klein und dünn geworden. Fast sind wir verschwunden …«

»Ich muss jetzt aber zum Bus rennen! Ich muss den Bus kriegen, sonst komme ich zu spät zur Arbeit!«

»Rennen? Da lachen ja die Hühner! Das können wir nicht mehr. Sei froh, dass wir dich heute Morgen noch zum Aufstehen gekriegt haben!«

»Meine Güte, das ging aber schnell. Ich habe doch nur nochmal sämtliche Staffeln von *How I met your mother* angeguckt.«

»Das hat sechs Wochen gedauert. Sechs Wochen, in denen du abends nach der Arbeit nur einen einzigen kleinen Muskel bewegt hast. Den für die Fernbedienung.«

»Vergiss nicht den für die Mikrowelle.«

»Meist war es der App-Daumen, um Pizza zu bestellen.«

»Jaaa, ich weiß ja …«

2 Bewegung, Bewegung!

Hm. Dieses Buch handelt doch von Gelenken – ob gesund oder geplagt durch Arthrose und Arthritis. Wieso fängt es dann mit einem Muskeldialog an? Nun ja, das Buch hat auch ein heimliches Thema, und das ist Bewegung. Und zwar in vierfacher Hinsicht.

Beginnen wir – Punkt 1 – mit einer ganz einfachen Frage: Was ist eigentlich das Besondere an einem Gelenk? Ganz allgemein gesprochen, verbindet ein Gelenk zwei feste Elemente – und sorgt zugleich dafür, dass sie sich gegeneinander **bewegen** können. Ein Beispiel aus dem Alltag ist die Türangel, die dafür sorgt, dass die Tür ihre Position zur Wand, mit der sie verbunden ist, verändern kann. Dahingegen ist die Astgabel kein Gelenk – sie verbindet zwar zwei Äste, aber deren Position zueinander ist immer gleich.

Punkt 2: Gelenke sorgen für **Beweglichkeit**. Die Grenze zwischen Pflanze und Tier wird häufig genau dadurch definiert: dass Tiere sich eigenständig an einen anderen Ort begeben können, also beweglich sind – und das trotz ihres steifen Skeletts. Dasselbe gilt selbstverständlich auch für uns Menschen.

Überlegen Sie einmal, was Sie den ganzen Tag so tun: Rennen, gehen, sitzen, sich hinlegen, sich bücken, Dinge heben, tragen, balancieren und werfen, sich hinknien, putzen und wieder aufstehen. Aber auch kauen, gähnen, lächeln, die Zähne putzen, die Haare kämmen und sich kratzen. Und auch Sex haben, Mails schreiben und den Müll rausbringen. Nichts davon funktioniert ohne Gelenke. (Und wenn Sie jetzt das Buch oder den E-Reader sinken lassen, um darüber nachzudenken, welche Tätigkeiten

Sie auch ohne Gelenke ausführen können, brauchen Sie erneut diverse davon. Zwar nicht für das Nachdenken – aber für das Sinkenlassen des Buchs.)

Punkt 3: Die Natur hat es so eingerichtet, dass wir die Gesundheit unserer Gelenke und damit unsere Mobilität nur erhalten können, wenn wir uns regelmäßig und ausreichend **bewegen**. Und das ist wichtig. Denn nur gesunde Gelenke machen unsere erstaunliche und vielfältige Beweglichkeit zu einer schmerzfreien Angelegenheit.

Kinder wissen das ganz intuitiv – sie toben sich aus, ununterbrochen und mit beneidenswerter Energie. Frühere Generationen haben den Fehler gemacht, diesen Bewegungsdrang einzuschränken. Er galt als Laster, das es durch strenge Erziehung zu besiegen galt. Das Ideal hieß einst: kerzengerades Stillsitzen, als ob man einen Stock verschluckt hätte.

Und kaum hatten die Eltern und die Schulen begriffen, dass das Unsinn ist, wurde die Bewegungsfreude der Kinder erneut torpediert, diesmal durch Verführungen: Überfürsorgliche Eltern ersparen ihren Kindern jeden Schritt. Und elektronische Medien fesseln die Kinder viel zu lange an Bett, Sessel oder Sofa.

Als Arzt kann ich nur sagen: Kinder stundenlang stillsitzen zu lassen ist geradezu verantwortungslos. Warum? Leichter als im Kindesalter lernt man nie mehr. Und das gilt nicht nur für den Schulstoff, sondern auch für Bewegungen. Deswegen braucht der kindliche Organismus viele Stunden am Tag maximale Freiheit zum Austoben. In dieser Zeit wird die Basis für einen gesunden Bewegungsapparat gelegt – für das ganze spätere Leben.

Und der 4. Aspekt der **Bewegung**: Sie hilft uns, Übergewicht zu vermeiden und so unsere Knochen und Gelenke nicht übermäßig zu belasten.

Bevor ich nun aber weiter die *Articulatio metacarpophalangealis II* und *Articulationes interphalangeales*, also die Fingergelenke meines Zeigefingers strapaziere, gucken Sie mit mir in so ein Gelenk hinein und verstehen, wie es aufgebaut ist. Und lernen Sie den körpereigenen Airbag kennen, der die regelmäßigen Treffen der Knochen in einem gesunden Gelenk zu schmerzlosen Veranstaltungen macht.

3 Die Gelenke

Welche Teile unseres Skeletts nennen wir eigentlich Gelenke und wie viele haben wir davon?

Im engeren Sinne sind es etwa 122:

- 2 Kiefergelenke (die übrigens in Deutschland nicht zum Tätigkeitsfeld der Orthopäden gehören, sondern zu dem der Zahnärzte. Wegen ihrer großen Kompliziertheit sind sie die einzigen, die man nicht ersetzen kann. Also die Kiefergelenke, nicht die Zahnärzte.)
- Ca. 48 kleine Wirbelgelenke (Die Zahl dieser »unechten Gelenke« ist nicht bei allen Menschen gleich.)
- 2 Schultergelenke
- 2 Schultereckgelenke
- 2 Ellenbogengelenke
- 2 Handgelenke
- 2 Daumensattelgelenke
- 10 Fingergrundgelenke
- 8 Fingermittelgelenke (Die Daumen haben kein Mittelglied.)
- 10 Fingerendgelenke
- 2 Hüftgelenke
- 2 Kniegelenke
- 2 Sprunggelenke
- 10 Zehengrundgelenke
- 8 Zehenmittelgelenke (Die großen Zehen haben ebenfalls kein Mittelglied.)
- 10 Zehenendgelenke

Im Griechischen heißt das Gelenk *arthros* – unschwer zu erkennen also, woher die Wörter *Arthrose* und *Arthritis* stammen. Arthros – das hört sich ehrwürdig an. Ein bisschen wie *Atlas*, der Riese, der auf seinen Schultern die ganze Erde trug. Mit den beiden R und dem T klingt *arthros* ein wenig knarrend. Wenn wir zur Welt kommen, knarrt es aber überhaupt noch nicht, wie die unglaubliche Beweglichkeit von Kindern beweist.

Schauen wir uns also das gesunde Gelenk, mit dem wir zur Welt kommen, einmal genauer an.

Was soll das Ganze? Und wie sieht die Konstruktion aus?

Sie erinnern sich, die herausragenden Eigenschaften eines Gelenks sind:

1. Es verbindet zwei Knochen.
2. Es ist beweglich.
3. Die Bewegung soll schmerzfrei sein.

Unsere Knochen und Gelenke sowie die dazugehörigen Weichteile sorgen dafür, dass wir uns zielgerichtet bewegen können, ohne dabei unsere Form zu verlieren.

Für die mobile, also Beweglichkeit ermöglichende Verbindung der Knochen untereinander sorgen die Bänder, für die Verbindung zu den Muskeln die Sehnen. Und die Muskeln liefern die Kraft, die die Bewegung erst in Gang setzt.

Auf die Gelenke wirken dabei teilweise enorme Kräfte (siehe Kasten nächste Seite). Sie brauchen also Halt. Um die Gelenkteile herum schmiegt sich deshalb die Gelenkkapsel. Ohne sie würde alles auseinanderfallen. Die Kapsel sitzt manchmal straff, zum Beispiel beim Hüftgelenk, und manchmal lose – etwa bei den Schultern, und auch bei den Fingergelenken, deren etwas faltige »Bewegungsreserve« wir sogar sehen können.

Wie hoch ist der Druck in einem Gelenk?

Im Daumensattelgelenk: Beim Öffnen einer Flasche bis zu 1 Tonne.

In den Kniegelenken: Beim Gehen (auf flachem Terrain oder treppauf) das Dreifache des Körpergewichts.

Beim Treppab-Gehen das Dreieinhalbfache des Körpergewichts.

Beim Joggen bis zum Sechsfachen des Körpergewichts.

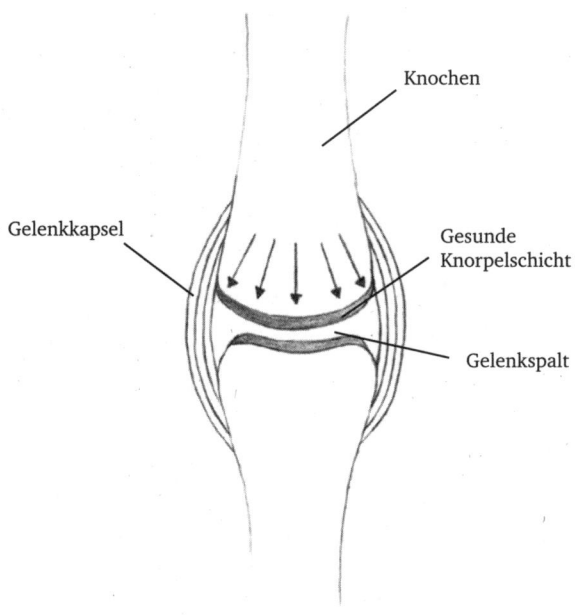

Schematische Darstellung eines gesunden Gelenks

Dass ein Gelenk weit mehr »stemmen« muss, als der Körper wiegt, hat mit der hocheffizienten Hebelwirkung zu tun, deren sich die Gelenke bedienen. Aber wie halten die Knochen und Gelenke eine solch ungeheure Belastung aus, und zwar tausendfach und über Jahrzehnte? Knochen sind zwar hart, aber alles hat seine Grenzen. (Außerdem sind sie nicht immer gleich hart, sondern manchmal ziemlich mürbe, wie etwas weiter unten erläutert wird.) Einer der Tricks: Die Knochen werden an den Enden etwas breiter. So wird die Last auf eine größere Fläche verteilt und dadurch für jeden einzelnen Punkt gemindert.

Aber wieso tut uns das nicht bei jeder Bewegung schrecklich weh? Auf den Beinen lastet schließlich fast das gesamte Körpergewicht. Bei jedem Schritt senkt sich der Oberschenkelknochen unter diesem Gewicht herab und trifft auf das obere Ende des Schienbeins.

Sie können sich ausmalen, was passiert, wenn diese sensiblen Kollegen sich treffen, also direkt aneinanderstoßen. Können Sie nicht? Und Sie wollen es jetzt sofort wissen? Dann lesen Sie direkt im Kapitel über Arthrose weiter.

Wenn wir geboren werden, ist jedenfalls dafür gesorgt, dass sich Knochenenden nicht berühren. Zu diesem Zweck sind alle Knochenenden mit einem phantastischen Material überzogen. Ein Hauptziel dieses Buchs ist es, Sie mit dieser Wundersubstanz richtig bekanntzumachen. Sie sollen sie lieben und es zu einem Ihrer Lebensziele machen, hingebungsvoll für sie zu sorgen. Leider klingt ihr Name nicht annähernd so lieblich und wohltuend, wie ihre Wirkung ist: Das Zeug heißt **Knorpel**. (Siehe die dunkle Schicht in der Abbildung 2 links.)

Die Knorpelschicht lässt also die Knochenenden unmerklich, lautlos, geschmeidig und sanft aneinander vorbeigleiten. Tag für Tag, bei jeder einzelnen Bewegung, die Sie machen.

> **Was hat das Gelenk mit der Lenkung zu tun?**
>
> Das Wort Gelenk bezeichnete ursprünglich nur den weichen, biegsamen Teil des Körpers zwischen Rippen und Becken. (Der »Gelenk-Omnibus« mit seinem flexiblen Teil in der Mitte ist das perfekte Bild dafür.) Die Bedeutung ging dann allmählich auf alle beweglichen, also »biegsamen« Teile des Körpers über. Und das Verb »lenken« bedeutete ursprünglich »umbiegen«.

Was gehört alles dazu?

Harter Knochen

Sie müssen hier nicht lernen, wie Knochen genau aufgebaut sind. Eine Sache aber lohnt sich zu merken: Die Härte der Knochen, die unser verlässliches Skelett bilden, uns tragen und aufrecht halten, kommt durch einen bestimmten Anteil an Kalk zustande. (Wie, Sie wollten nie verkalkt sein? Richtig, in Adern und im Gehirn möchte keiner die harten weißen Krümel haben. Aber in den Knochen ist der Mineralstoff willkommen.) Zwei Dinge entscheiden darüber, ob Ihre Knochen genug Kalk enthalten, also »mineralisiert« sind und damit stabil und bruchresistent. Erstens nehmen Sie Kalk durch die Nahrung auf, die entsprechend calciumhaltig sein sollte. Und zweitens: Wieviel von dem Kalk, der zur Verfügung steht, wirklich in die Knochen eingelagert wird, hängt davon ab, wieviel Sie sich bewegen. **Je mehr Sie sich bewegen, desto fester sind Ihre Knochen.** Morsche Knochen, die bei jeder Gelegenheit brechen, sind eine Krankheit; das Endstadium des Knochenabbaus nennt man Osteoporose.

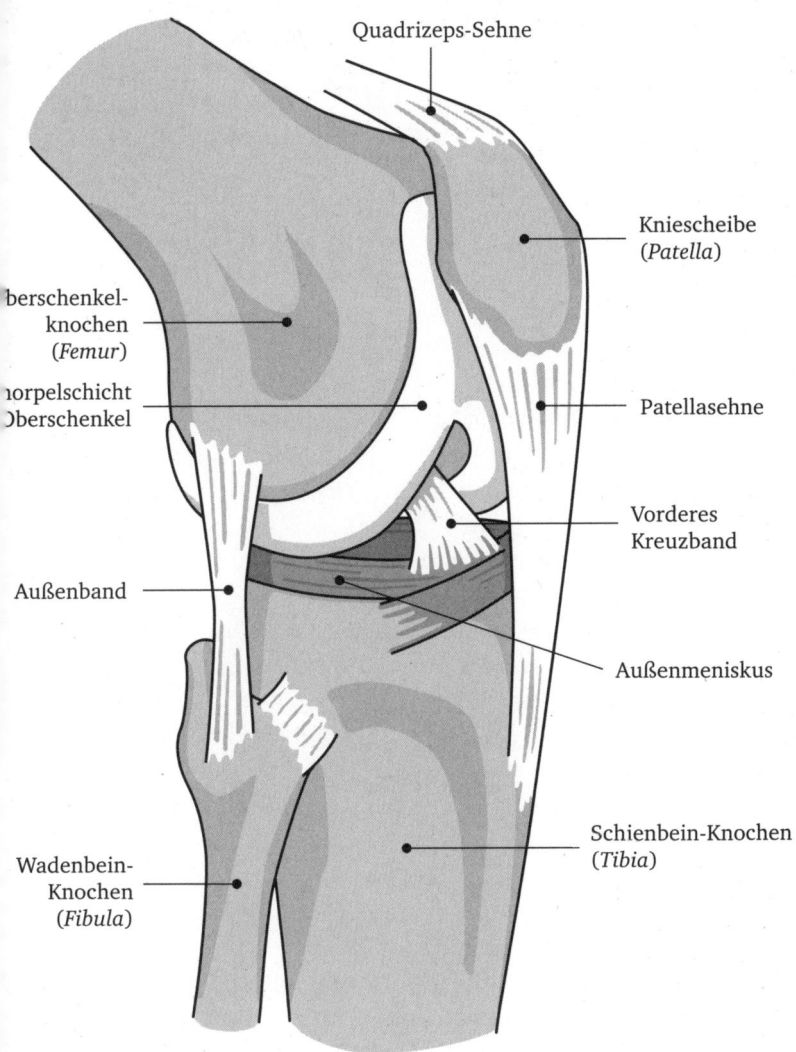

Wichtige Bestandteile eines Gelenks am Beispiel des Knies. Nicht gezeigt sind die Kapsel (weil sie den Blick auf den Rest stören würde) sowie die Muskeln.

Knorpelschicht

Die Knorpelschicht ist, wie Sie vielleicht schon an meiner Liebeserklärung weiter oben gemerkt haben, so wichtig (und gleichzeitig so unbekannt), dass ich ein großes Extrakapitel für sie reserviert habe: Kapitel 4.

Bänder

Bänder sind sozusagen Bremsen und Sicherheitsgurte in einem: Sie sorgen dafür, dass ein Gelenk nicht *zu* beweglich ist, sondern nur genau so viel wie nötig. Dadurch verhindern sie das Überdehnen von Muskeln und Sehnen. Als sogenannte passive Struktur verbinden sie immer zwei Knochen miteinander, an denen sie angewachsen sind. Bänder bestehen aus festem, faserartigem Bindegewebe und sind kaum elastisch. Leider erfahren wir von ihrer Existenz meist nur, wenn eines von ihnen gezerrt oder gerissen ist.

In *einem* Gelenk (na gut, in zweien) spielen Bänder eine besonders wichtige Rolle, nämlich im Knie. Man nennt es deshalb auch ein bändergeführtes Gelenk.

Kapsel

Damit ein Gelenk in sich funktioniert, ist es komplett umgeben von einer Kapsel. Sie stabilisiert es, schließt es dicht nach außen ab und badet es permanent in einer Flüssigkeit, der »Gelenkschmiere« oder *Synovia*.

In der Technik hat man das Prinzip des Flüssighaltens nachgebaut, unter anderem beim Auto: Um die »Gelenke« der Radachsen herum ist eine Gelenkmuffe aus Gummi, in der sich zur Schmierung das Fett befindet. Nur so sind die Motorteile beweglich und bleiben es.

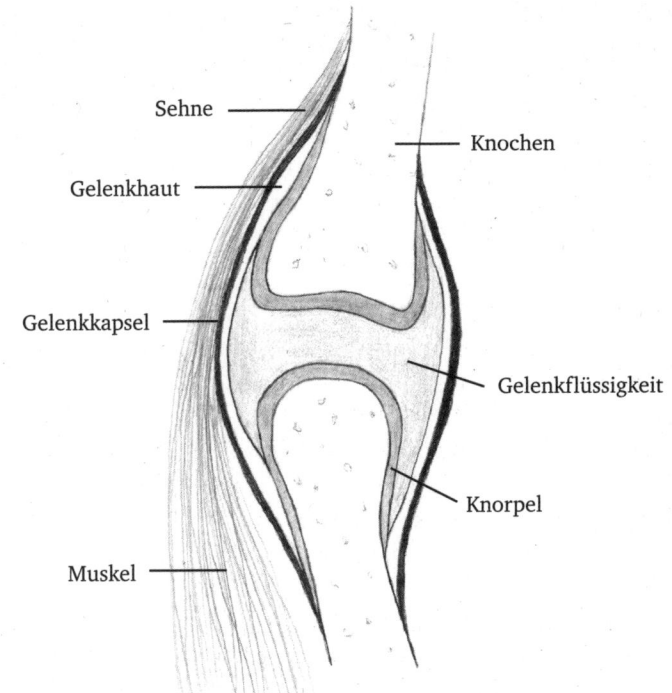

Schematische Darstellung eines gesunden Gelenks mit Kapsel und Gelenkflüssigkeit

Kapsel und Bänder haben also eine verwandte Aufgabe: Stabilisierung. In jedem Gelenk stehen sie in einem anderen Verhältnis zueinander. Oft ist die Kapsel verstärkt durch Bandstrukturen. Diese liegen manchmal in der Kapsel (Kreuzbänder im Knie), manchmal auch außerhalb (Außenbänder am Kniegelenk).

Wie die Bänder besteht auch die Kapsel aus festem Bindegewebe. Dieses in allen Organen massenhaft vorhandene körpereigene Material heißt Kollagen. Kollagenfasern haben dieselben Eigenschaften, die wir uns von Führungspersönlichkeiten wünschen: Sie besitzen Zähigkeit, sind untereinander vernetzt wie eine Gitterstruktur und dadurch stabil, reagieren aber bei aller Festigkeit auch elastisch und flexibel auf Veränderungen.

Innen ist die Gelenkkapsel zusätzlich von einer extrem nützlichen Schleimhaut überzogen. Diese Gelenkinnenhaut ist stark durchblutet, von vielen Nerven durchzogen und sehr potent, also mit außergewöhnlichen Fähigkeiten gesegnet. Und da sie ihre Zeit nicht mit Sex vertut (obwohl sie sich ständig erneuert), kommt diese Potenz ausschließlich anderen Zwecken zugute: Die Gelenkinnenhaut produziert die Gelenkflüssigkeit (Synovia) und ist zudem in der Lage, im Falle einer Störung die Verteidigung zu organisieren. Dabei – und das hat weiterhin nichts mit Sex zu tun – kommt es zu einem Erguss. Wir kennen das alle: Wenn Schleimhäute gereizt werden, produzieren sie Wasser. Haben wir ein Sandkorn im Auge, fängt es an zu tränen. Haben wir etwas Scharfes im Mund, produzieren wir Speichel – manchmal in erstaunlichen Mengen.

Und dasselbe passiert auch im Körperinneren: Sobald ein Fremdkörper oder feindliche Wesen (zum Beispiel Viren oder Bakterien) auftauchen, reagiert der Körper mit einer Entzündung. Diese ist also strenggenommen nicht das Problem, sondern der körpereigene Versuch der Lösung. Die vier typischen Anzeichen einer Entzündung sind: *rubor* (Rötung), *dolor* (Schmerz), *calor* (Erwärmung) und *tumor* (Schwellung) – wobei die Schwellung durch das Heranführen von Flüssigkeit in Form von Blut, Blutplasma oder Wasser erzeugt wird. Mit der Flüssigkeit werden die Antikörper herbeitransportiert, die den Eindringling bekämpfen. So ist das auch im Gelenk: Reißt zum Beispiel im Knie ein Meniskus und zieht an der Gelenkkapsel, mit der er fest verwachsen ist, dann fängt die Kapsel an zu »tränen«: Sie produziert Wasser – und das Knie wird dick.

Und wenn infolge einer Verletzung Knorpelstückchen im Knie resorbiert, also »verdaut« werden müssen, führt dieser Reizzustand ebenfalls zur Freisetzung von Flüssigkeit. Wieder haben wir ein dickes Knie.

Die Kapsel ist also ein wichtiger Ort der Immunabwehr, mit der Gelenkinnenhaut als Hauptakteurin. Ausgerechnet diesem dünnhäutigen Sensibelchen verdanken wir das Überleben unserer Gelenke. Was wir sehen – und spüren –, ist aber erst einmal nur das dicke und schmerzende Gelenk. Warum es so reagiert, wissen wir noch nicht.

Sehnen

Wie erwähnt, verbindet eine Sehne jeweils einen Knochen mit einem Muskel, während das Band sich zwischen zwei Knochen spannt. Die Aufgabe der Sehnen ist es, die Kraft der Muskeln in Bewegungen der Knochen zu übertragen. Die Sehne selbst ist nur in geringem Maße dehnbar, aber zum Ausgleich hat sie auf der einen Seite den – stets hochelastischen – Muskel.

Wie die Bänder bestehen auch die Sehnen aus biegsamem, festem Bindegewebe; es enthält allerdings weniger Blutgefäße und Nerven, weshalb die Sehnen nicht besonders regenerationsfähig sind.

Sowohl Bänder als auch Sehnen sind bis zu einem gewissen Grad zugfest. Wird dieser überschritten, passiert das, was wir als Bänderriss und – seltener – Sehnenriss kennen. Und für beide gilt, dass ihre Verletzungsanfälligkeit umso geringer ist, je besser die Muskeln trainiert sind. Bei sportlichen Menschen können die Sehnen und Bänder starken Zug aushalten – selbst wenn er plötzlich kommt. Wonach also sehnen sich die Sehnen? Gute Nachricht für Freunde der Bewegung: **Baut man die Muskeln durch Training auf, werden die Sehnen dicker und fester.**

Muskeln

Muskeln verbinden – über ein oder mehrere Gelenke hinweg – zwei Knochen miteinander. Die Muskulatur ist der aktive Stabilisator der Gelenke; ist sie zu schwach, entsteht zwangsläufig eine Fehlbelastung. Und diese Fehlbelastung führt zu einer vorzeitigen Arthrose.

Erinnern Sie sich an den Anfang des Buchs, an die morgendliche Plauderei mit den Muskeln? Mehrfach kam jetzt schon zur Sprache, wie abhängig wir vom Fitnesszustand unserer Muskeln sind. Ja, sogar die Stärke, Härte und Festigkeit der Knochen hängen damit zusammen. Ohne Muskeln hätten wir keine Möglichkeit, etwas zu bewegen, zu erreichen, zu verändern.

Und wovon hängen die Muskeln ab? Ganz einfach: von uns selbst. Genauer: von unserem Willen. Denn wir haben immer die Möglichkeit, unseren eigenen Körper zu verändern. Ihn zu gestalten, zu modellieren, oder, wie die Bodybuilder das so ulkig nennen: zu »definieren«. Dafür müssen wir unsere Muskeln möglichst oft fordern und beschäftigen. Wir müssen sie nach Ruhephasen wieder aufbauen und stärken. Profisportler kennen die Quälerei nach verletzungsbedingten Phasen der erzwungenen Inaktivität – der Großteil der Reha besteht aus dem Wiederaufbau der Muskeln.

Muskeln werden nur stärker, wenn sie arbeiten. Es ist also ganz falsch, die Muskeln zu schonen im Glauben, man spare dadurch Kraft, die man dann im Notfall zur Verfügung hat. Mit den Muskeln ist es vielmehr wie mit einem geparkten Auto, bei dem das Licht brennt. Je länger es ungenutzt herumsteht, desto mehr leert sich die Batterie. Und irgendwann kann man es nicht mehr starten und bewegen.

Welche Arten von Gelenken gibt es?

Jedes Gelenk ist verschieden beweglich – in eine, zwei oder drei Richtungen.

Am beweglichsten ist das Kugelgelenk:

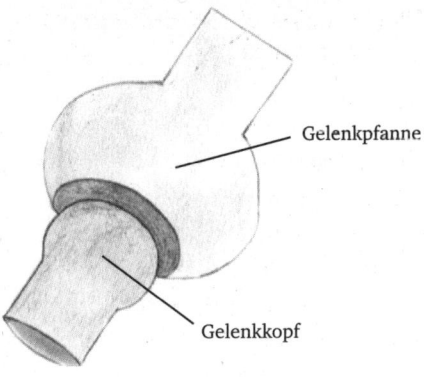

Kugelgelenk (vereinfachte Darstellung)

Ein Beispiel hierfür ist unser Hüftgelenk. Wir können das Bein nach vorne/hinten sowie nach außen/innen bewegen und zusätzlich im Gelenk drehen.

Etwas weniger beweglich ist ein Sattelgelenk:

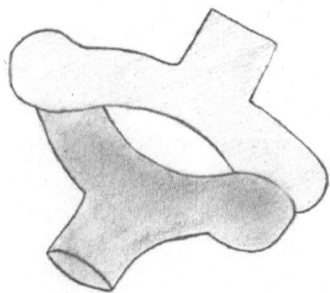

Sattelgelenk (vereinfachte Darstellung)

Ein Beispiel hierfür ist das Daumensattelgelenk. Es erlaubt Dreh- und Beugebewegungen.

Nur in eine Richtung hingegen – ähnlich wie eine Tür – lässt sich das Scharniergelenk bewegen:

Ein typisches Beispiel ist das Ellenbogengelenk.

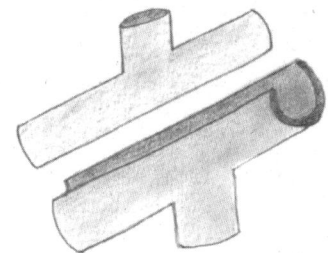

*Scharniergelenk
(vereinfachte Darstellung)*

Ganz unterschiedlich ist auch die Art, in der die großen Gelenke geführt und gehalten werden: Während das Knie seine Stabilität ausschließlich durch Bänder erhält, sind es bei der Schulter Muskeln, die den Halt geben. Das Hüftgelenk hingegen setzt vor allem auf eine knöcherne Führung.

Die zwei großen Gelenke Hüfte und Schulter sind beide Kugelgelenke. Entsprechend ihren verschiedenen Aufgaben sind sie aber unterschiedlich konstruiert. Die Hüftgelenke tragen den gesamten Rumpf. Das andere große Kugelgelenk, die Schulter dagegen, muss viel weniger Last tragen; zugleich soll es den Armen maximale Bewegungsfreiheit geben. Diesen Spielraum schaffen Muskeln besser als Knochen. Der Oberarmkopf, also das obere Ende des Arms, ist relativ groß und findet nur eine kleine, flache Pfanne vor. Er kann sich darin viel freier bewegen. Eine Gefahr dabei ist das Auskugeln (Luxation), das bei der Schulter häufig vorkommt, beim Hüftgelenk fast nie. Denn der Hüftkopf ist relativ klein und verschwindet fast in der großen Pfanne.

Hüfte	Schulter
Große Pfanne	Kleine Pfanne
Kleiner Kopf	Großer Kopf
Knochengeführt	Muskelgeführt

Strammstehen oder wie?

Die Gelenke funktionieren nur dann einwandfrei – und das möglichst ein ganzes Menschenleben lang –, wenn sie die ideale Form und Stellung haben. Dieses Ideal stellt die orthopädische Medizin anhand der »neutralen Nullstellung« fest: Der Mensch steht gerade vor mir, die Füße zusammen, die Hände hängen herunter, die Daumen zeigen nach vorne. Wenn alles gerade ist, deutet das auf gesunde Gelenke hin.

Natürlich muss nicht alles wie mit dem Lineal gezogen sein – und es geht auch nicht um geometrische Exaktheit um ihrer selbst willen. Erst recht nicht um fragwürdige Schönheitsideale, die sowieso alle paar Jahrzehnte wechseln.

Aber jede Abweichung von der geraden Haltung und Gelenkstellung bedeutet, dass das betreffende Gelenk schief abgenutzt wird, und das macht krank. Die Abweichungen vom Idealzustand misst der Orthopäde übrigens in Gradzahlen.

In den Kapiteln über Hüfte und Knie tauchen solche Zahlenwerte auf. Denn Abweichungen vom Normalen, landläufig O-Beine bzw. X-Beine genannt, kommen dort relativ häufig vor, und sie haben besonders starke Auswirkungen, weil die Beine mit allen dazugehörenden Gelenken stärker belastet sind als das übrige Skelett.

Gelenke mögen Bewegung – und was noch?

Ernährung

Die Ernährung unserer Gelenke geschieht in zwei Phasen. Die erste: Wir essen gesund, mit vielen Mineralstoffen, die zur Verfügung stehen müssen, während die Knochenmasse sich ständig neu bildet:

Mineralstoff	Wird gebraucht für:	Diese Lebensmittel enthalten ihn:
Calcium	Knochen, Zähne, Reparatur winziger Risse in den Knochen, Nerven, Blutdruck, Linderung allergischer Reaktionen. Bei Calciummangel bedient sich der Körper aus der Knochenmasse und schwächt diese dadurch.	Milchprodukte, calciumreiches Mineralwasser, Brokkoli, Fenchel, Kohl, Spinat, Datteln, Nüsse, Hülsenfrüchte, Sardinen, Schwarze Johannisbeeren
Magnesium	Nerven, Muskeln, Energieversorgung der Zellen, Knochenfestigkeit, Stimmung, Konzentration	Vollkornprodukte, Mangold, Spinat, Senfkörner, Datteln, magnesiumreiches Mineralwasser
Kalium	Nerven, Muskeln, Wasserversorgung der Zellen, Blutdrucksenkung	Vollkornprodukte, Spinat, Kartoffeln, Pilze, Feldsalat, weiße Bohnen, Grünkohl, Brokkoli, Erbsen, Linsen, Fisch, Muscheln, Milch, Bananen, frisch gepresste Obst- und Gemüsesäfte, Eier, Avocado, Datteln, Aprikosen
Natrium	Ausgeglichenen Wasserhaushalt, Nerven, Muskelzellen. Zuviel Natrium fördert Bluthochdruck.	Tendenziell sollten wir Wohlstandsbürger natriumreiche Kost (also Salz, Fertiggerichte) eher reduzieren.
Eisen	Energiegewinnung in der Zelle, Zellatmung, Sauerstoffspeicherung, Transport des Sauerstoffs im Blut zu den Zellen	Grünes Blattgemüse, Nüsse, Getreide und Fleisch. Bei gleichzeitiger Aufnahme von Vitamin C ist die Eisenaufnahme besser.

Die zweite Phase: Wir sorgen dafür, dass all die guten Dinge auch in den Gelenken ankommen. Im Falle der durchbluteten Teile des Gelenks sorgt dafür netterweise der Blutkreislauf – selbst wenn wir auf der faulen Haut liegen. Wie die Knorpel ernährt werden, erfahren Sie im folgenden Kapitel 4.

Leichter werden

Zum Beurteilen des Körpergewichts wird international in der Regel der sogenannte *Body Mass Index* (BMI) verwendet, also das Gewicht in Kilogramm geteilt durch das Quadrat der Körpergröße in Metern. Beispiel: Nehmen wir an, eine Frau wiegt 73 kg und ist 1,68 groß. Ihr BMI ist:

$$\frac{73}{1{,}68 \times 1{,}68} = 25{,}86$$

Was bedeutet diese Zahl?

BMI Normwert	18,5 bis 24,9
Übergewicht	25,0 bis 29,9
Adipositas (Fettsucht) Grad 1	30,0 bis 34,9
Adipositas Grad 2	35,0 bis 39,9
Adipositas Grad 3	> 40

Die Frau hat mit einem BMI von knapp 26 also ein leichtes Übergewicht.

Sie haben keins? Dann brauchen Sie hier nicht weiterzulesen. Nur noch eins: Herzlichen Glückwunsch Ihnen und Ihren Gelenken! Ach so, und noch was: Bravo! Oder auch: Schwein gehabt. Denn die Veranlagung spielt schon auch eine Rolle.

Wir anderen (sagt hier nicht der Arzt, sondern die Co-Autorin) machen uns klar, dass jedes Gramm mehr auf die Gelenke drückt und irgendwann doppelt wehtun wird.

Was unser überschüssiges Fett (übrigens nur das innen um die Organe herum im Bauch) ganz still und heimlich außerdem noch Böses anstellt, hat die Wissenschaft erst vor wenigen Jahren herausgefunden. Es steht im Kapitel 11 im Abschnitt über Arthrose. Dort finden Sie auch Zahlen dazu, wie stark Übergewicht Ihr Risiko erhöht, Gelenkschäden zu erleiden.

4 Das sanfte Kissen: die Knorpelschicht

Fahrradfahren macht den Allermeisten von Ihnen vermutlich Spaß. Aber fast jeder kennt auch dieses unangenehme Gefühl, wenn man »auf der Felge« fährt: Weil die Reifen nicht genügend aufgepumpt sind oder weil man über einen Nagel gefahren ist, fehlt die pralle, luftgefüllte Gummischicht, die einen normalerweise so sanft dahingleiten lässt. Jetzt fühlt man stattdessen eine eiernde Bewegung des Hinterrads, auf dem ja das meiste Gewicht lastet. Man kommt nicht mehr gut voran. Und wenn man über einen Stein, eine Wurzel oder eine Bordsteinkante fährt, spürt man den Schlag bis in den Po und ins Kreuz. Wer sein Fahrrad liebt, empfindet fast körperlichen Schmerz beim Gedanken daran, was die ungeschützte Felge da gerade aushalten muss. Jeder weiß: Man muss absteigen und pumpen. Oder schieben. Und wenn Sie sich mal ganz kurz vorstellen, es wäre überhaupt kein Reifen auf der Metallfelge ... Das geht gar nicht!

Was das nun alles mit unseren Gelenken zu tun hat? Ganz einfach: Die beteiligten Knochen sind einerseits die Felge und andererseits die Bordsteinkante – und als lebensnotwendiger Gummireifen, der diese Begegnung abfedert, dient die Knorpelschicht. In den Gelenken treffen unsere Knochen aufeinander, aber eine direkte Begegnung darf es nicht geben. Sonst: Aua!

Um zu verhindern, dass wir in den Gelenken permanent Schmerzen haben, weil die Knochen sich berühren, hat die Natur ein wahres Wunderwerk entwickelt. Die meisten von uns haben das Wort *Knorpel* wahrscheinlich schon als Kind kennengelernt, etwa beim Hühnchenessen. Weder hart noch zart, stehen diese Teile bei den Freunden des gebratenen Geflügels – zusammen mit den Sehnen – weit unten auf der Beliebtheitsskala. Und auch die Flüssigkeit, die beim Auskochen der Hühnerknochen entsteht und die beim Abkühlen allmählich erstarrt, fanden wir nicht gerade appetitlich: Gelatine. Was sie im Pudding und in der Torte macht, wissen wir inzwischen. Aber im Bein? Dazu später mehr.

Knorpel könnte man eigentlich auch Kissen nennen. Oder Puffer. Weiche, dicke Kissenpuffer. Nur gibt es einen wichtigen Unterschied. Wenn wir sie berühren könnten, würden sie sich nicht wie Stoff anfühlen, stumpf und trocken, sondern äußerst glatt (und feucht). Tatsächlich sind Knorpel die allerglatteste Substanz, die es überhaupt gibt, da kommt selbst Satin nicht mit, nicht einmal Keramik (über die Sie im Kapitel »Künstliche Gelenke« mehr erfahren).

Jedes Knochen-Ende, das zu einem Gelenk gehört, ist mit einer Schicht dieses besonderen Materials überzogen. Die Schicht ist unterschiedlich dick; am dicksten auf dem Oberschenkelkopf (im Hüftgelenk): zwischen 2,5 und 3,5 Millimeter.

Wenn im Folgenden von »Knorpel« die Rede ist, ist immer der HYALINE KNORPEL gemeint, der vor allem in den Gelenken anzutreffen ist. (Das Wort *hyalin* kommt vom griechischen *hyalos*, das »Glas« bedeutet – denn der Gelenkknorpel ist, wie mattes Glas, lichtdurchlässig.)

Die andere Art ist FASERKNORPEL, der an verschiedenen Stellen im Körper sitzt, aber nicht so herausragende Eigenschaften hat. Der Meniskus besteht daraus, und auch im Faserring der Bandscheiben ist Faserknorpel zu finden.

Was leistet die Knorpelschicht?

Die Reibung zwischen zwei mit Knorpel überzogenen Knochen-Enden ist praktisch gleich null. Zu ihrer unübertroffenen Glattheit kommt noch, dass sie immer von einer Flüssigkeit benetzt sind, sodass im Prinzip nur die Wassermoleküle aneinander vorbeigleiten. (Mehr über diese Schmierung der Gelenke erfahren Sie weiter unten im Abschnitt »Gießen und Füttern«.)

Ein Knorpelkissen ist so elastisch wie ein Wasserbett. Bei jeder Bewegung eines Gelenks drücken die Knochen von mehreren Seiten auf den Knorpel und quetschen ihn zusammen – und er lässt es sich gefallen. Nach dem Zusammendrücken plustert er sich wieder auf in seine ursprüngliche Kissenform – und wartet auf den nächsten Druck. Sonst tut er nichts.

Bei einem gesunden jüngeren Menschen erträgt der Knorpel fast unendlich viel. Man stelle sich nur einmal vor, wie oft die Knorpel während eines Marathonlaufs zusammengedrückt werden und sich wieder ausdehnen. Oder während eines Tages, der mit Gartenarbeit ausgefüllt ist: Laufen, knien, bücken, wieder aufrichten, heben, hacken, graben, harken, mähen usw.

Bei unserer Geburt werden wir mit schmerzfreien, glatt gleitenden Gelenken beschenkt. Da knirscht noch gar nichts. Ganz zu Beginn des Lebens ist sogar alles nur weicher Knorpel; erst im Laufe der ersten Monate bilden sich daraus die eigentlichen Knochen, und auch die sind anfangs noch weich und biegsam.

Kindern sieht man es an, dass ihnen die Gelenke noch keinen Kummer machen. Unermüdlich, freudig und ohne jede Mühe bewegen sie ihren Körper viele Stunden am Tag fast ununterbrochen, solange sie wach sind.

Wie ist die Knorpelschicht aufgebaut?

Die sagenhaft glatte Haut des Knorpels bildet die Oberfläche. Darunter liegt eine Schicht aus einem speziellen Gewebe, das viel Wasser binden und einlagern kann. Die Flüssigkeit sorgt dafür, dass das Gewebe sich aufspannt und seine enorme Druckelastizität entwickelt, also den »Wasserbett-Effekt«.

Aber die verblüffende Pufferwirkung der Knorpel, ihre Federkraft, Elastizität und Geschmeidigkeit, hat – wie alles im Leben – ihre Kehrseite: So klug er auch erdacht ist, der Knorpel hat einen großen Mangel. Weiß und blass sieht er aus – ja, und das ist er auch. Es fließt hier kein Blut. Alle anderen Körperregionen und -zellen sind bekanntlich durchblutet. Von der Aorta bis zu winzigsten Adern in der Peripherie versorgen Blutgefäße sämtliche Zellen unseres Körpers mit Nährstoffen, Sauerstoff und allem anderen, das sie zum Leben brauchen – und um sich nach Verletzungen wieder zu regenerieren. Aber in die Knorpel kommt das Blut leider nicht.

Warum?

Stellen wir uns kleine Äderchen in einem Knorpel vor. Was würde mit ihnen geschehen, wenn Sie Anlauf zum Hochsprung nehmen? Oder beim Tennis stoppen? Wenn Sie Marathon laufen? Wenn Sie die Treppen zur U-Bahn hinunterrennen oder springen? Wenn also extreme Kräfte auf die Gelenke und die Knorpel wirken?

Ein Vielfaches Ihres Körpergewichts wirkt bei Belastung auf die Kissen – beim Öffnen einer Flasche zum Beispiel 1 000 Kilogramm, also eine volle Tonne, auf Ihren Daumen. Die Knorpelkissen tun nun das, wozu sie da sind: Sie lassen sich stark zusammenpressen und verhindern so, dass die knöchernen Enden der Gelenkknochen aufeinandertreffen.

Bei so außerordentlich hohem Druck könnte Blut nicht mehr durch Adern hindurchfließen. Und auch eine Zellteilung gibt es in den Knorpeln nicht. Sie wachsen nicht nach. Seltsam rangieren sie zwischen tot und lebendig.

Solche kreisrunden Bilder (wie auf der nächsten Seite) bekommen Sie nach einer Arthroskopie zu sehen, also der schonendsten Art einer Gelenk-Operation (siehe Kapitel 12 »Therapie«). Eine gesunde Knorpelschicht sieht so aus. Wunderbar harmonische, marmorweiß gewölbte Flächen – fast wie in der griechischen Klassik. Auf Seite 42 sehen Sie zum Vergleich das Bild einer stark geschädigten Knorpelschicht.

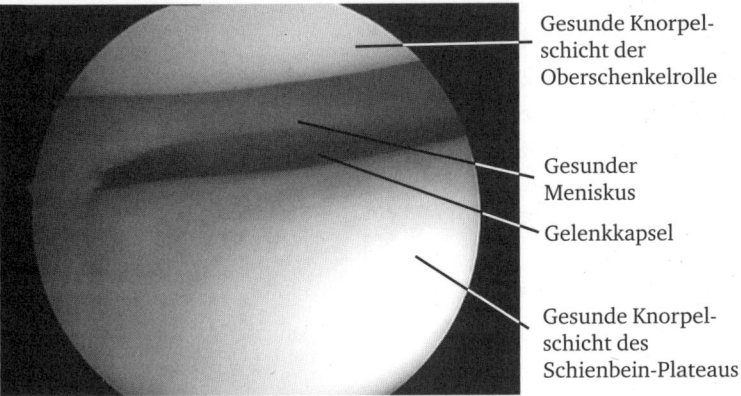

Arthroskopie-Aufnahme eines gesunden Knies

Wenn Sie sich in den Finger schneiden, blutet er. Und heilt. Wenn Sie in eine Knorpelzelle hineinschneiden könnten, würde sie nicht bluten. Sie würde auch nicht heilen. Ein Defekt bleibt für immer und wird größer. **Knorpel heilen nicht.**

Wird eins der Knorpelkissen also beschädigt, was ja mit allen Teilen unseres Körpers passieren kann – dann ist das im Falle des Knorpels endgültig. Die wunderbaren Eigenschaften aus der Kindheit wird er nie wieder haben.

Warum kann ein Knorpel nicht wehtun – und warum ist das ein Problem?

Auch eine andere Eigenschaft der Knorpel ist misslich und hat eine unheilvolle Bedeutung für die Entstehung von Arthrose: Knorpel haben keine Nervenzellen. Das bedeutet: Sie schmerzen nicht. Unsere Knorpelkissen können die Nachricht »Hilfe, ich werde abgerubbelt!« nicht an uns weitergeben.

Übertreiben wir es mit dem Hochleistungssport, oder sitzen wir umgekehrt zwölf Stunden am Tag oder mehr auf unserem

Hintern, so beschädigen wir unsere Knorpel – und merken es nicht.

Der Gelenkknorpel ist wehrlos gegenüber Angriffen – denn er hat auch keine Immunzellen. Aus diesem Grund muss bei Operationen am offenen Gelenk die höchste Hygienestufe herrschen. Dies wissen operierende Orthopäden und Unfallchirurgen selbstverständlich und halten sich strengstens daran.

Wie wird für den Knorpel gesorgt?

Normalerweise übernimmt der Körper die Versorgung und Pflege des Knorpels ganz allein. Wobei »normalerweise« bedeutet: wenn Sie Ihren Körper so behandeln und nutzen, wie es mal gedacht war, als der Mensch sich in den Savannen Ostafrikas aufrichtete, um nach dem Rechten zu sehen – wenn Sie ihn also regelmäßig und ausreichend bewegen, ihn mit Flüssigkeit versorgen und ihn nicht überlasten. Übergewicht und Bewegungsmangel sowie einseitige Extrembelastung sind die Feinde des Knorpels.

»Gießen« und »Füttern«

Was unseren Flüssigkeitshaushalt angeht, bemüht sich unser Körper stets um Gerechtigkeit, auch wenn das manchmal nicht so schlau ist: Wenn wir zu wenig trinken, besorgt sich der Körper das lebensnotwendige Wasser gleichmäßig aus allen Körperzellen. Also auch aus den Knorpeln. Denen schadet es jedoch besonders, weil wir es wieder einmal nicht bemerken.

Es gibt zwei Maßnahmen, durch die Sie dagegenhalten und die Knorpel mit der notwendigen Flüssigkeit versorgen können, damit sie prall, elastisch und glatt bleiben.

Erstens: Trinken Sie immer ausreichend. Diese Art des »Gießens« ist nicht überraschend. Wasser ist am besten. Aber keine »Druckbetankung« à la Formel 1, sondern schön über den Tag verteilt, und am besten vor den Mahlzeiten. Stellen Sie überall in der Wohnung Wassergläser auf und trinken Sie jedes Mal einen Schluck, wenn Sie dran vorbeikommen (was nur klappt, wenn Sie sich auch bewegen …). Dann quellen Ihre Knorpel auf wie getrocknete Bohnen, die man ins Wasser gelegt hat, oder wie Reis und Nudeln beim Kochen. Nur schneller. Die Knorpel werden größer, dicker und elastischer und können ihre Aufgabe, Schläge und Druck zu dämpfen, effektiver erledigen. Und sie werden – hier anders als Reis und Bohnen im Kochtopf – wieder fester, während sie unter Wassermangel weich werden, faltig und spröde.

Die zweite Maßnahme dürfte den meisten Nichtmedizinern unbekannt sein: *Synovia.* Das ist kein Süßstoff aus dem Bioladen, sondern eine viskös, also zähflüssig-schleimige, klare Substanz in den Gelenken. Das Wort Synovia (oder Synovialflüssigkeit) hat griechisch-lateinische Wurzeln und heißt wörtlich »mit Eiweiß« – wahrscheinlich wegen der ähnlich glibberigen Konsistenz. Enthalten ist unter anderem Hyaluronsäure, die eine hohe Wasserbindungsfähigkeit hat. Produziert wird sie von der Gelenkinnenhaut.

Wenn Sie nun stundenlang bewegungslos sitzen, an Ihrem Schreibtisch, bei der Arbeit oder abends vor dem Fernseher, dann wandert diese Flüssigkeit an einen Ort im Gelenk, der nicht druckbelastet ist, und tut dort – gar nichts. Ihre Aufgaben, das Benetzen und Ernähren aller belasteten Stellen, kann sie nur erfüllen, wenn Sie mithelfen.

Sie wissen aus Erfahrung (oder können es sich vorstellen): Wenn Ihre Gelenkknochen außerplanmäßig aneinander scheuern und kratzen, ist das äußerst unangenehm. Manche Patienten hören sogar ein Reiben, und – spüren werden sie es in jedem Fall, denn die Knochen *haben* ja Nerven.

Die Ursache des Schmerzes ist – neben zu wenig Knorpel – die schlecht verteilte, also an der entscheidenden Stelle fehlende Synovia. Erfreulicherweise brauchen Sie jetzt weder einen Mechaniker noch sofort einen Arzt, sondern können sich selbst helfen:

Bleiben Sie trotz Schmerzen nicht sitzen. Nach dem Aufstehen tut es zwar am meisten weh, diesen sogenannten Anlaufschmerz kennen Sie vermutlich schon seit einer Weile, eventuell auch morgens beim Aufstehen. Aber nach einigen Schritten nimmt der Schmerz deutlich ab.

Jetzt wäre es schön, wenn Sie in Ihre Gelenke hineingucken könnten. Dann würden Sie per Liveübertragung sehen, wie Sie selbst es mit jedem Ihrer Schritte, jeder Gymnastikbewegung, jedem Schwimmzug schaffen, die Synovialflüssigkeit wieder im gesamten Gelenk zu verteilen. Sie wird richtiggehend in alle versteckten Ritzen und Windungen des Gelenks gepumpt. Immer wieder und immer effektiver, solange Sie sich bewegen.

Ihre Knorpelkissen bedanken sich – SOFORT – mit wirkungsvoller Dämpfungsarbeit. Die von der Synovia noch unterstützt wird. Und wieder haben Sie Ihr Arthrose-Risiko ein wenig verringert.

Wie alle Körperzellen benötigen auch unsere Chondrozyten, also die Knorpelzellen, »was zu futtern«. Vielleicht wundern Sie sich, weil es ja hieß: Knorpelzellen sind nicht durchblutet. Wie sollen dann die Nährstoffe dorthin gelangen, wo sie gebraucht werden? Hier kommt erneut die Synovia ins Spiel: Sie transportiert die Nährstoffe, und durch körperliche Bewegung werden diese mithilfe ständiger Druckänderung per Diffusion in die Knorpelschicht hineingezogen. Im selben Arbeitsschritt werden übrigens auch gleich die Abbaustoffe abtransportiert.

Kann ich meine beschädigte Knorpelschicht wieder herstellen?

Spiel gegen Teutonia 08, 22. Minute. Der Hobbyfußballer will einen Pass abfangen, bekommt seinen Fuß aber nicht ganz vor den

Ball, sodass das regennasse Lederding den Fuß und damit das Knie schmerzhaft verdreht. Voller Angst vor einem Meniskus- oder Bänderriss fährt der junge Mann ins Krankenhaus – und erfährt dort zu seiner Erleichterung, es sei *nur* ein Knorpelabriss. Klingt harmlos und ist auch nach einigen Tagen wieder gut. Es schmerzt jedenfalls nicht mehr.

Erst drei Jahrzehnte später, als das Knie während einer Alpenwanderung den Dienst versagt und sich mächtig aufbläht vor Wichtigtuerei, wird ihm klar: Das war ein irreparabler Schaden damals, der seitdem unbemerkt, aber unaufhaltsam fortgeschritten ist. Und das bestätigt ihm auch der Arzt: »Ihr Knie ist kaputt.« Das ist natürlich eine übertriebene Aussage, wenn der Patient noch nicht »auf der Felge« läuft, nicht dauernd hinkt und immer noch Wanderungen machen kann. Wenn das Knie wirklich kaputt ist, kann man sich nicht einmal mehr selbst die Schuhe anziehen. Was der Arzt meint: Der Knorpel ist irreparabel beschädigt.

Diese irreparable Schädigung der Knorpelschicht als Spätfolge einer Verletzung nennt man übrigens Arthrose.

Also kriegt man das auf keinen Fall wieder hin? Nun, bei jungen, sonst gesunden Patienten sowie Berufssportlern kann ein Knorpelabriss seit einigen Jahren mit der Transplantation eines eigenen Knochen-Knorpel-Stücks geflickt werden. (Siehe Kapitel »Therapie«)

Bei allen Knorpel-Verletzungen ist Schonung im Übrigen gleichbedeutend mit Arthrose-Vorbeugung! Die meisten Patienten schauen mich zwar ungläubig an, wenn ich ihnen sechs Wochen Schonung empfehle, obwohl es schon nach ein paar Tagen nicht mehr wehtut. Aber ich kann trotzdem nur ernsthaft und dringendst dazu raten, diese Schonungsempfehlung einzuhalten.

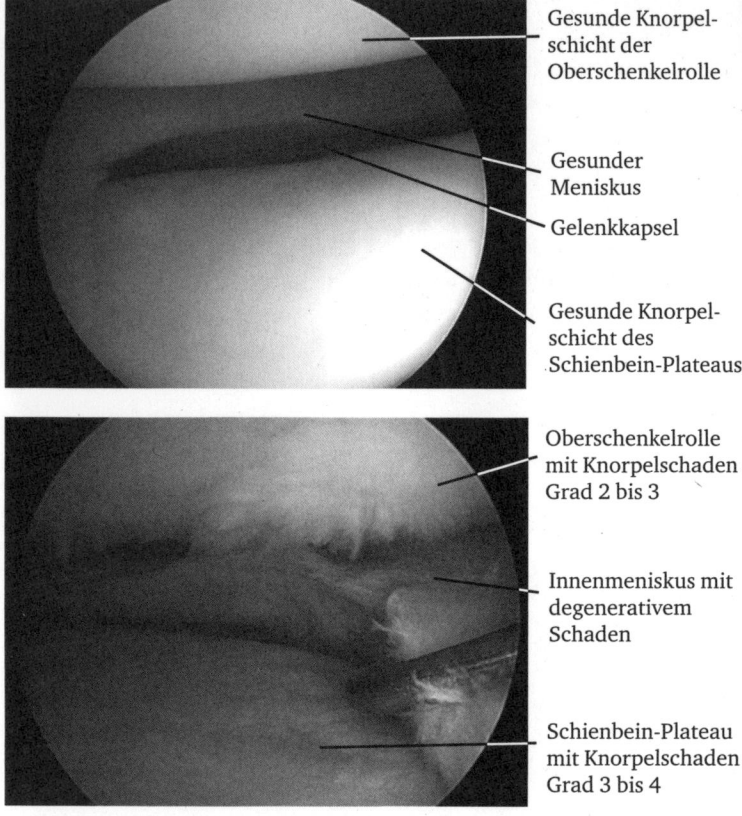

Arthroskopie-Aufnahmen einer intakten (oben) und einer stark geschädigten Knorpelschicht

Faserknorpel

Nachwachsen kann ein Knorpel zwar nicht. Aber immerhin bildet der Organismus für verlorengegangenen Knorpel ein Ersatzgewebe. Nun allerdings nur noch als Faserknorpel, ohne die einmaligen Eigenschaften des ursprünglichen, des hyalinen Knorpels. Der Faserknorpel gleicht einen Defekt aus, aber er ist nicht so elastisch und kann die auf ihn wirkenden Kräfte nicht so gut abfangen und dämpfen. Er hat mehr Reibung und kann die Kraft nicht so federnd aufnehmen.

Er enthält ebenso wie der hyaline Knorpel Kollagenfibrillen und Vernetzungen, aber sogenanntes Collagen I statt Collagen II. Zu Deutsch: Faserknorpel ist ein eher schwacher Ersatz – aber allemal besser als nichts. Bei kleinen, eng umgrenzten Knorpelschäden wird diese Fähigkeit des Organismus, Ersatzknorpel zu bilden, therapeutisch genutzt. (Näheres dazu im Kapitel Therapie.)

Ein Vergleich von Knochen und Knorpel auf einen Blick:

KNORPEL	KNOCHEN
Knorpel verhindern die Reibung der Knochenenden aneinander.	Knochen benötigen Schutz vor Stößen und Druck.
Knorpel sind weiche, effiziente »Puffer«.	Knochen sind hart und können splittern.
Knorpel sind nicht durchblutet und haben keine Zellteilung, sie sind deshalb nicht regenerierbar.	Knochen sind durchblutet und vital, sie wachsen nach einer Verletzung (Bruch) nach.
Knorpel sind nicht schmerzempfindlich.	Knochen sind von einer Haut umgeben, die schmerzempfindlich ist, sowie von Nerven durchzogen.

5 Nochmal: Bewegung! Aber welche?

Nachdem wir nun wissen, wie Gelenke und Knorpel aufgebaut sind, wie sie sich ernähren und fit halten und was ihnen guttut, ist sicherlich verständlicher geworden, wie wichtig Bewegung für die Gelenke ist. Schlechte Nachrichten also für Faulpelze: Die Ausrede »Ich muss mich schonen« zählt nicht.

Überraschenderweise gilt das nicht nur für Besitzer gesunder Gelenke, sondern auch und vor allem für Arthrose-Patienten. Obwohl Arthrose ja bedeutet, dass die Gelenke abgenutzt sind, ist ihre weitere Benutzung allemal besser als falsch verstandene Schonung. Und obwohl die Arthrose-Gelenke vor allem bei Bewegung schmerzen, wäre es grundfalsch, ihnen diese Bewegung zu ersparen.

Falls Sie ein gewisses Alter erreicht haben, werden Sie den Effekt fast zwangsläufig kennen: Die ersten Schritte morgens (oder auch nach einem langen Fernsehabend auf der Couch) tun weh. Aber, o Wunder: Wenn man weiterläuft (weil man ja nun mal aufs Klo muss), verschwindet der Schmerz recht bald.

Und jetzt verwirre ich Sie mal so richtig: Nachdem ich Ihnen eben erklärt habe, dass Sie Ihre Gelenke auch bei Arthrose unverdrossen bewegen sollten, ermahne ich Sie jetzt feierlich: Vermeiden Sie Belastungen!

»Ja, gut«, sagen Sie jetzt, »keine Belastung. Also sitze ich von nun an im Sessel, dann schade ich meinem Knie nicht. Als Leser, Musikhörer oder Serienjunkie kommt mir das ja entgegen. Und ich arbeite ohnehin am Schreibtisch, das passt also.«

Leider nicht. Die Aufgabe, vor die ich Sie stelle, heißt: **Finden Sie heraus, welche Bewegungsarten Ihre Gelenke bewegen, aber nicht belasten.**

Und denken Sie vor allem dran, dass das **ABWECHSELN** der Belastung entscheidend ist. Mal stehen, mal sitzen, mal räkeln – nur nicht stundenlang in derselben Haltung bleiben.

Belastung vermeiden!

Sie wandern gern in den Bergen? Und Sie finden auch, dass Bergaufgehen eher mühsame Pflicht ist, die Bergab-Strecke dann Belohnung? Das geht herrlich leicht, man kann sogar vergnügt rennen. Besondere Strategen machen es wie die Skiläufer: Sie nutzen die Seilbahn, um nach oben zu gondeln, und hüpfen dann beschwingt wieder zu Tale.

Viele Jahre lang haben Ihre wunderbaren Knie bei diesem Spaß ihren Dienst verrichtet, ohne zu mucksen. Jeden Schritt federten sie ab. Bei jedem Schritt wurde die Position des Schienbeins haargenau eingestellt, damit der Stoß optimal abgefangen wurde. Und davon haben Sie nichts bemerkt (außer manchmal, nach einer langen Wanderung mit vielen Höhenmetern, Schmerzen im vorderen Schienbeinmuskel). Gesteuert wurde das übrigens durch Nerven, die auf dem Kreuzband sitzen.

Aber irgendwann war dieser Spaß vorbei – oder er wird es irgendwann sein. Ihr Kniegelenk rebelliert nach einer solchen Tour und tut weh. Oder sogar schon während einer Rast – als Sie sich erheben, um weiterzugehen, ist Ihr Knie plötzlich dick und Sie kommen kaum noch den Berg runter. Und jeder einzelne Schritt bergab tut plötzlich höllisch weh.

Sie gehen zum Arzt, es wird eine Arthroskopie gemacht – und Sie bekommen vielleicht eine unangenehme Aufnahme Ihres Gelenks präsentiert (siehe untere Abbildung Seite 42).

Ab jetzt dreht sich das mit der Seilbahn um: Bergauf können und sollten Sie wandern (solange das schmerzfrei geht.) Das ist gut für den Kreislauf, verbrennt schön viel Fett – und Sie sehen die Blumen besser als beim Bergabrennen. Dazu belastet es die Gelenke nicht übermäßig. **Aber der Weg bergab ist nun nicht mehr Ihr Freund.** Sie werden merken, dass es Ihr eigenes Bedürfnis ist, nur noch ganz sanft aufzusetzen beim Laufen – und Ihren Knien nicht mehr diese heftigen Stöße zuzumuten, mit denen bei jedem Schritt bergab das Vielfache Ihres Körpergewichts auf Ihre Gelenke haut. Bei unvermeidlichen Bergab-Passagen im Rahmen einer Tour werden Sie sich ab jetzt ganz gewissenhaft auf Ihre beiden Wanderstöcke stützen, um das Knie zu entlasten. Und hinab ins Tal schweben Sie in der Seilbahn und genießen den phantastischen Blick. Oder Sie haben einen jungen Hüpfer dabei, der das Auto holt und Sie den Berg hinabkutschiert. Vielleicht wandern Sie auch gleich im Flachland.

Und wenn Sie wirklich mal einen Hang hinuntersteigen müssen und das vor Schmerzen kaum können, greifen Sie zum Leiterprinzip: Drehen Sie sich um und klettern Sie rückwärts runter.

Das hat gesessen!

Das Sitzen ist leider die schlechteste Körperhaltung überhaupt, wenn es um die Gelenke geht. Aber warum eigentlich?

Hier mal ein kleines Best-of bzw. Worst-of der Nachteile des Sitzens:

- Die Rückenmuskulatur wird überdehnt, was sie daran hindert, die Wirbelsäule zu stabilisieren.
- Die Bandscheiben müssen eine große und zudem einseitig verteilte Last tragen:
- In sitzender Haltung, leicht nach vorne fallend, hat immer die vordere Kante unserer Bandscheiben erhöhten Druck. Hinten drückt es weniger, deswegen kann das Gewebe hinten herausquellen. Leider verlaufen unsere Nerven genau hier entlang.

Das austretende Bandscheibengewebe drückt auf den Nerv und wir haben Schmerzen.
- Wie der Knorpel wird auch die Bandscheibe nur durch permanente Druckveränderung ernährt, also durch Bewegung. Im Sitzen wird die nährende Flüssigkeit nur *heraus*gedrückt, wodurch die Bandscheibe infolge Unterernährung an Höhe verliert, anfälliger wird und leichter einreißt.
- Die Bauchmuskulatur wird verkürzt, sie verkümmert, wird schlaff und schrumpft.
- Dasselbe passiert mit Ihren Bein- und Gesäßmuskeln.
- Die Atmung ist beeinträchtigt, ebenso das Zwerchfell, damit haben Sie permanent zu wenig Sauerstoff.
- Magen und Darm arbeiten immer langsamer, sodass Ihr Stoffwechsel sich verlangsamt.
- Vom Enzym LPL, das zur Fettverbrennung dient, wird weniger ausgeschüttet.
- Die Durchblutung des ganzen Körpers wird eingeschränkt.
- Mangels Bewegung kann die Gelenkflüssigkeit Ihre Gelenkknorpel nicht erreichen, also nicht benetzen und ernähren.

Ich schätze mal, wenn Sie diese Passage im Sitzen gelesen haben, sind Sie jetzt vor Schreck aufgestanden. Gut so. Das sollte man mindestens jede Stunde tun, wenn man schon sitzen muss. Ein paar Schritte gehen, ein paar Dehnübungen – und dann in Gottes Namen wieder hinsetzen. Aber richtig – schließlich will auch Sitzen gelernt sein.

Dynamisch sitzen

»Ja toll. Ich habe einen Bürojob, muss also jeden Tag acht Stunden sitzen. Dazu die Autofahrt. Daran kann ich nichts ändern. Aber dreimal die Woche gehe ich abends ins Fitness-Studio, das gleicht das viele Sitzen doch aus, oder?«

Ja – und nein.

Zur Wahl des richtigen Fitness-Studios erfahren Sie mehr im Kapitel »Prävention«.

Und welche Sitzhaltung ist am besten? Sicherlich eine gerade Haltung?

Darauf gibt es mehrere Antworten:

- **Lehnen Sie sich auch mal zurück.** Fläzen mag kein besonders schöner Anblick sein, aber schädlicher als Geradesitzen ist es nicht. Im Gegenteil. Es ist ein richtiger Instinkt Ihres Körpers, ein hervorragender Ausgleich für die armen, immer einseitig zusammengedrückten Bandscheiben. Und zusätzlich entlastet es noch Ihren zusammengedrückten Bauch. Die Durchblutung Ihres ganzen Körpers funktioniert in dieser Haltung wesentlich besser.
- **Wechseln Sie so oft wie möglich die Haltung (Druckänderung!)** Es gibt zum Glück genügend Stühle, auch Arbeitsstühle, die das erlauben, ja geradezu herausfordern. Lassen Sie sich zum Wackeln, Sitztanzen, Wippen und Hampeln verführen. Der im Struwwelpeter grausam bestrafte Zappelphilipp hat es also in Wirklichkeit richtig gemacht.
- **Strecken Sie beim Sitzen häufig die Beine aus.** Dann wird die Kniescheibe nicht so stark gegen die Knorpel gepresst wie bei angewinkelten Beinen. Vor allem, wenn Sie lange Beine haben, suchen Sie sich im Zug, im Kino usw. einen Platz am Gang oder mit ausreichend Freiraum für die langen Haxen.
- Stundenlanges Sitzen ohne aufzustehen ist besonders schädlich. Selbst durch das Fitness-Studio wird nicht alles repariert. **Stehen Sie während Ihrer Arbeit so oft wie möglich auf.** Stellen Sie einen Aktenordner, den Sie ständig benötigen, in ein Regal am Ende des Zimmers. Deponieren Sie den Locher im Kopierraum, den Tacker im Nebenzimmer. Und die Kekse in der Küche.
- Sie lesen gern? Das muss nicht immer im Sitzen sein. Irgendwo im Keller haben Sie noch den Gymnastikball von vor vielen

Jahren? Wenn nicht, kaufen Sie einen. Sie können sich zum Lesen **bäuchlings auf Ihren Gymnastikball legen**. Probieren Sie, ob Sie die Zeitung trotzdem mit der nötigen Konzentration lesen können, auch wenn Sie dabei leicht hin- und herrollen. Einen Versuch ist es wert.

- Was sollten Sie tun, wenn Sie zwischendurch aufstehen? **Recken und strecken Sie sich.** Das sollten Sie überhaupt oft tun. Wenn Sie Wäsche aufhängen, machen Sie gesunde Bewegungen. Ihre Arme, Beine und der Rücken strecken sich. Wenn Sie die Wäsche in den Trockner legen, machen Sie nur dieselben Beugebewegungen, von denen es in unserem Alltag sowieso schon viel zu viele gibt.

Hände hoch! Keine falsche Bewegung!

Bewegung tut gut. Aber eben nicht jede. Manche Belastungen und Sportarten überfordern unsere Gelenke und führen zwangsläufig zu Schäden und Verletzungen. Und was vielen nicht bewusst ist: Die Spätfolge einer Gelenkverletzung ist *oft* eine Arthrose.

Wenn Sie bisher gern gejoggt haben, sollten Sie das lieber reduzieren und bei fortgeschrittener Gelenkschädigung ganz aufgeben. Wer Schmerzmittel nimmt, um joggen zu können, schadet seinen Gelenken massiv. Warum? Beim Joggen wirkt bei jedem Schritt das bis zu sechsfache Körpergewicht auf Ihre Gelenke.

Deren Knorpelschicht ist bekanntlich so eingerichtet, dass sie normale Belastungen aushält. War aber aus irgendeinem Grund die Belastung besonders stark, oder ist durch eine Verletzung der Knorpel auch nur an einer Stelle beschädigt, so wird sich dieser Schaden im Lauf der Zeit unweigerlich und unaufhaltsam vergrößern. Beim Joggen handelt man sich nach und nach ein sogenanntes »Läuferknie« ein: Die Kniescheibe reibt sich bei jedem Schritt am unteren Ende des Oberschenkels, was auf Dauer auch die beste Knorpelschicht nicht aushält. Jeder Fehler, jede übermäßige Belastung wird sich in Zukunft rächen.

Es ist also wichtig, zu verstehen, welche Arten von Bewegung für die Gelenke gut sind und welche schädlich. Und definitiv schädlich sind die sogenannten *High-Impact*-Sportarten.

Spielen Sie gern Handball? Oder gehen Sie mit Freunden kicken? Gehen Sie möglichst oft zum Badminton, Tennis, Squash? Dann wird es Zeit, sich nach einer neuen Lieblingssportart umzusehen. Denn alle Bewegungen, bei denen man

- häufig spurtet
- plötzlich stoppt
- plötzlich die Richtung wechselt,

belasten die Gelenke zu sehr.

Das ist leicht vorstellbar: Wenn aus großer Geschwindigkeit heraus nur der Fuß stoppt, das Bein und der ganze Körper sich aber in derselben Geschwindigkeit weiterbewegen, wird zum Beispiel das Knie stark gedreht. Vielleicht haben Sie schon hin und wieder gespürt, was das für eine extreme Bewegung ist. Das Knie kann viel, aber das ist auf die Dauer zu viel verlangt.

(Beim Squash wurde dieser Effekt bisher durch stumpfe Böden, die Ihre Bewegung stoppen, noch verstärkt. Inzwischen verwendet man zunehmend andere Böden. Toll finden Ihre Gelenke das aber trotzdem noch nicht.)

Laufen Sie Ski? Dann empfehle ich Ihnen Prävention durch vorbereitende Skigymnastik: Wärmen Sie sich vor der Ski-Abfahrt immer gut auf. Und gehen Sie nur voll trainiert in den Skiurlaub. Verletzungen passieren öfter, wenn Sie nicht fit sind.

Welche Sportarten sind denn gut?

Aus dem vorher Gesagten ahnen Sie schon, was den Gelenken guttut:

- Alle gleichmäßigen Bewegungen
- Alle regelmäßigen Bewegungen
- Alles, wobei die Gelenke bewegt, aber nicht oder wenig belastet werden

Ein Beispiel für eine solche *Low-Impact*-Sportart ist Radfahren, vor allem in niedrigen Gängen. Sie sollten möglichst leicht treten können, dafür öfter. Geht es also bergauf und Sie müssen längere Zeit kräftig treten, ist das nicht so günstig. Ihre Gelenke mögen es dann lieber, wenn Sie eine Weile schieben. Das ist jetzt nicht direkt Radsport à la Tour de France – aber es ist à votre santé.

Noch besser als Radfahren ist Schwimmen. Denken Sie mal kurz nicht an Chlorgeruch, Fußpilz, metallene Kleiderschränke, verlorene Schlüssel und nasse Fußböden. Das ist mittlerweile alles besser geworden. In neueren Schwimmbädern liegt oft Natursteinboden, der von unten beheizt wird, sodass er nicht rutschig ist und schneller trocknet.

Erinnern Sie sich an das herrliche Gefühl, wenn Sie ins Wasser gleiten und nur noch einen Bruchteil der Landratte wiegen, die Sie bis eben waren.

Genau diese Leichtigkeit ist einer der besten Effekte des Schwimmens. Das Wasser nimmt Ihren Knochen und Gelenken den größten Teil ihrer Last ab.

Aber es gibt noch mehr starke Argumente:

- Schwimmen ist ein hervorragendes Herz-Kreislauftraining.
- Alle Ihre Gelenke werden bewegt.
- Sämtliche (!) Muskeln werden trainiert, und zwar gelenkschonend.
- Das Verletzungsrisiko beschränkt sich auf versehentliche »Ohrfeigen« durch unachtsame Rückenschwimmer.

Und falls Sie doch an den Chlorgeruch denken müssen: Verlegen Sie doch Ihren Urlaub einmal an ein leicht zu erreichendes Naturgewässer. Mecklenburg-Vorpommern zum Beispiel wimmelt von traumhaft sauberen Badeseen, und Sie bekommen frische Luft und viel stimmungsaufhellendes Sonnenlicht dazu.

Und was ist mit Tanzen?

Mit geschädigten Gelenken könne man Tanzen doch gleich vergessen, denken viele. Seltsamerweise stimmt das nicht. Jemand, der nach einer Behandlung noch an Krücken ging, probierte es einfach aus – und ob ob es an der richtigen Musik lag, an der Tanzpartnerin oder an der fließenden, glücklich machenden Rhythmik der Bewegungen: Er hatte keine Schmerzen und fand, Tanzen ging tatsächlich besser als Gehen.

Und das ist auch deshalb eine Nachricht, weil die Diagnose »Arthrose« erst einmal auf die Stimmung drückt. Umso wichtiger ist es, sich so bald wie möglich wieder die Lebenslust zurückzuholen. Man muss es ja nicht übertreiben. Starke Belastung durch Stampfen und Springen wäre jetzt das Falsche, und mit Rotationsbewegungen des Knies sollten Sie vorsichtig sein. Aber ob Swing oder Salsa – Sie werden schon etwas finden.

Bewegungspausen – kurze und lange

Natürlich machen wir auch mal eine wohlverdiente Pause. Spätestens mit dem Gang ins Bett. Aaah, tut das gut. Endlich liegen.

Und dann? Ab einem bestimmten Abnutzungsgrad der Gelenke sorgen die ersten Schritte am nächsten Morgen für Schmerzen. Und wir sehen echt alt aus.

> **Schnelle Hilfe – Übung**
>
> Die Beine morgens vor dem Aufstehen hochstrecken, leicht bewegen, einige Male anziehen und durchdrücken, leichte Gymnastikübungen machen. Was geschieht nun? Genau, die Gelenkflüssigkeit wird dahin gepumpt, wo sie hilft.

Das Aussteigen aus dem Auto nach längerer Fahrt ist eine ähnliche Tortur. Deshalb: Zuerst die Beine aus dem Auto halten und pendeln lassen, dann erst ganz aussteigen. Hoffentlich guckt keiner. Sonst eine gute Erklärung für den neugierig aus dem Fenster lugenden Nachbarn ausdenken.

Aber das sind ja nur Zipperlein. Ernster wird es, wenn ein Gelenk eine längere Zwangspause einlegen muss. Wir haben die manchmal extrem lange Reha bei Spitzensportlern bereits erwähnt, die nach einer Verletzung operiert werden mussten. Die meiste Zeit geht für die Regeneration der Muskeln und Gelenke drauf, die sich an den topfitten Zustand gewöhnt hatten und deshalb bei erzwungener Ruhe rapide abbauen.

Auch Ärzte erleiden mal einen Riss der Achillessehne. Wie vorgeschrieben, hielt ich mein Bein brav sechs Wochen still. Nun hatte ich aber mit einigen Kollegen und Freunden eine Reise geplant. Sieben, acht Wochen nach dem Sehnenriss sollte es losgehen, und ich wollte unbedingt mit. Es ging ja nur um Strecken von wenigen Kilometern, die zu Fuß bewältigt werden mussten.

Trotzdem kamen Schmerzen in beiden Füßen, die kaum auszuhalten waren. Nach einer Weile wurde mir klar: Ich hatte eine sogenannte Inaktivitäts-Osteoporose. Die Fußknochen hatten sich zurückentwickelt, waren weich geworden und nun völlig überlastet. Denn auch den gesunden Fuß hatte ich während der Heilungszeit viel weniger bewegt als sonst. Nun hielt auch er der plötzlichen Belastung nicht mehr stand und meldete schlicht und einfach Schmerzen. Sehr starke Schmerzen, in beiden Füßen. Obwohl von der Behandlung her alles richtig gemacht worden war.

Ich hatte nur zu schnell zu viel gewollt – und mein Körper zeigte mir sofort die Grenzen auf. Sechs Wochen lang hatte er kaum etwas tun müssen. Und da der menschliche Körper ein Minimalist und Effizienzfanatiker ist (sonst wäre die Menschheit längst ausgestorben), macht er nur das Nötigste. Die Füße werden nicht bewegt, nicht gebraucht? Ok, dann bauen wir das ab. Kalk weg, fertig.

> **Zusammenfassung**
> **Was passiert, wenn ich ein Gelenk nicht bewege?**
> - Die Kapsel und das ganze Gewebe schrumpfen.
> - Der Gelenkknorpel wird nicht ernährt.
> - Der dazugehörige Muskel wird abgebaut.
> - Die Folge: Das Gelenk wird steif.
> - Der Knochen wird entmineralisiert, also bröselig, weich und anfällig für Brüche.

Was geht mich das an?

Sie sind schon in Rente und planen ohnehin keine großen Sprünge mehr? Sie denken beim Lesen dauernd: »Ich bin alt, jetzt ist doch alles egal«? Bitte nicht! **Auch im Alter macht es noch einen großen Unterschied, wie Sie Ihre Gelenke behandeln.** Sie können Knochenbrüche und unnötige Gelenkschmerzen vermeiden.

Wenn Sie Beschwerden haben und sich deshalb nicht mehr gerne bewegen: Gehen Sie zum Arzt oder zu einer anderen Beratung und lassen Sie sich Tipps geben, womit Sie am besten anfangen. Fit und gelenkig bis ins hohe Alter – das gibt es wirklich. Es hängt von Ihnen ab und macht wahrscheinlich mehr Spaß, als Sie dachten. Und der Nutzen ist garantiert. (Mehr dazu im Schlusskapitel über Prävention.)

Sie sind noch jung? Schön, dass Sie trotzdem bis hier gelesen haben. Eine Arthrose, die früh festgestellt wurde, können Sie immerhin verlangsamen, wenn Sie sich informieren und beim notwendigen Bewegen konsequent auf die Schonung der Gelenke achten. Und wenn Sie Ihre Arthrose noch nicht haben, kann dieses Buch Ihnen vielleicht dabei helfen, sie so spät und so harmlos wie möglich zu bekommen.

6 Das Kniegelenk

Unsere Knie ermöglichen uns den aufrechten Gang, der uns vom Tier unterscheidet. Und wenn wir die Dinge doch einmal unfreiwillig von weiter unten betrachten müssen, hilft es uns immerhin dabei, die Situation zu beschreiben: In die Knie gehen, auf Knien bitten, auf den Knien rutschen, sich in etwas hineinknien, knietief in der ... stecken, in die Knie zwingen, schlotternde oder weiche Knie bekommen, sich ins Knie schießen, einen Kniefall machen ...

Schon bei der kleinsten Verletzung spüren wir, wie wichtig das Knie für uns ist und was uns gesunde Knie ermöglichen. Und sie müssen ja auch eine Menge leisten: Sie moderieren das Gipfeltreffen der beiden stärksten und längsten Knochen unseres Körpers: des Oberschenkelknochens und des Schienbeins. Und sie tragen fast unser ganzes Körpergewicht. Nur auf den Füßen lastet noch mehr.

Das Knie ist unser größtes Gelenk. Um was für einen Typ handelt es sich? Ein Kugelgelenk natürlich nicht – schon die Vorstellung, der Unterschenkel würde nach vorne »ausschlagen« oder das Bein könnte oberhalb des Knies herumrotieren, sorgt wohl bei jedem für ein schmerzlich verzogenes Gesicht.

Also ein Scharniergelenk, ähnlich wie der Ellenbogen? Schon eher. Dieser wird allerdings durch Knochen stabil gehalten, während das Knie die Zusammenarbeit mit vielen Bändern und Sehnen bevorzugt.

Und unter günstigen Umständen kann das Knie doch ein bisschen mehr als der Ellenbogen, der sich mit Beugen und Strecken begnügt. Heben Sie doch mal im Stehen einen Unterschenkel ein wenig an und lassen ihn pendeln. Das Knie ist nun gebeugt und erlaubt eine kreisende Bewegung. Unter Belastung tut es das allerdings nur ungern. (Da geht es ihm eigentlich wie uns selbst, oder? Also, wenn ich gerade eine schwere Kiste schleppe, tue ich mich auch schwer damit, mich schwungvoll nach einem Bekannten umzudrehen und ihm fröhlich zuzuwinken.)

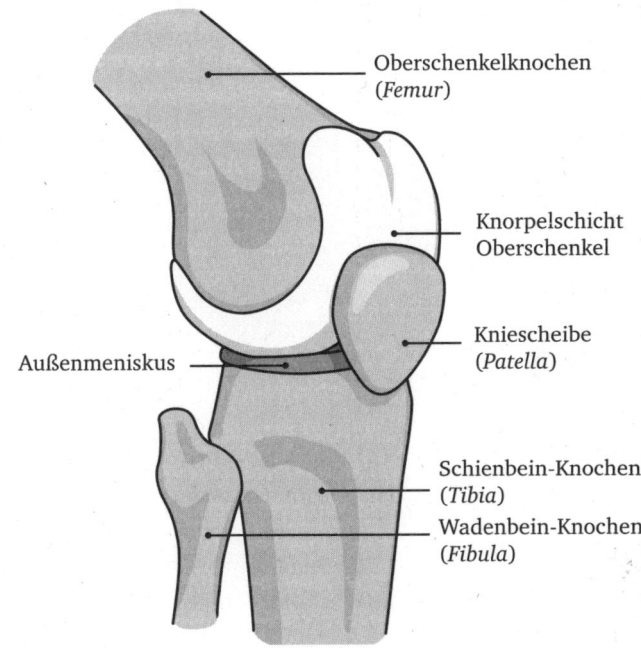

Das Knie in seiner Knochen- und Knorpelstruktur (ohne Bänder und Sehnen)

Um den Aufbau des Knies zu verstehen, müssen wir seine wichtigste Aufgabe bedenken: Wir wollen auf unseren Beinen nicht nur stehen, sondern uns auch fortbewegen. Also Schritte machen. Viele Schritte. Sehr viele Schritte. Außerordentlich viele Schritte. Mal kurz über den Daumen gepeilt: Wenn wir nur die empfohlenen 10 000 Schritte pro Tag machen, kommen wir allein vom 10. bis zum 80. Lebensjahr auf ca. 255 Millionen. Kinder schaffen jeden Tag mühelos das Doppelte von Erwachsenen, sodass wir für die ersten zehn Lebensjahre ruhig nochmal 73 Millionen Schritte dazurechnen können. Im Laufe eines Lebens würden die beteiligten Knochen also mindestens 330 Millionen mal »Knacks« machen, wenn das Knie nicht so sinnreich konstruiert wäre. Der Lärm wäre gar nicht auszuhalten. Und der Schmerz erst recht nicht.

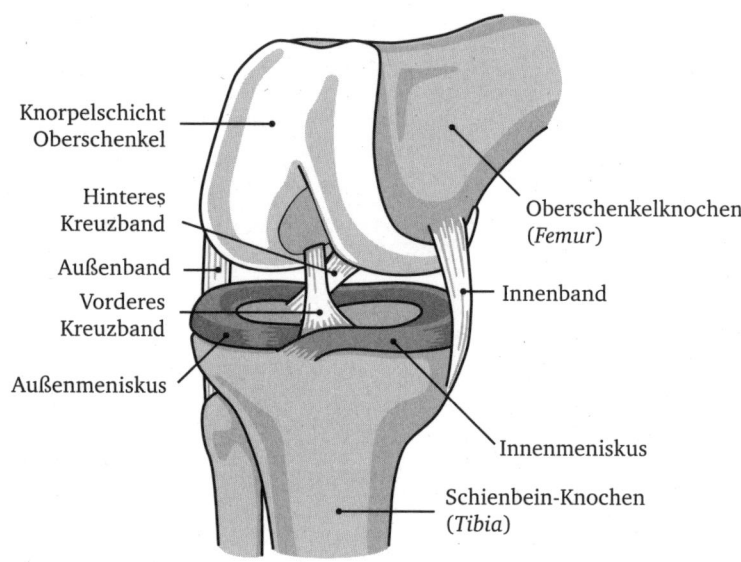

Gebeugtes Knie (zur Anschauung ohne Kniescheibe und leicht auseinandergezogen) mit der Oberschenkelrolle, dem Schienbein mit Meniskus und den beiden Kreuzbändern

Die Enden der beiden Knochen, die hier aufeinandertreffen, sind also abgerundet, damit es nicht bei jedem Schritt knackt und schmerzt. Was allerdings auf den ersten Blick überrascht: Die Enden des Oberschenkel- und des Schienbeinknochens passen überhaupt nicht zueinander. Sie greifen jedenfalls nicht so ineinander wie etwa der Hüftknochen und die Hüftgelenk-Pfanne. Der Oberschenkelknochen endet in einer Halbkugelform (»Oberschenkelrolle«), die Oberseite des Schienbeins ist aber nicht etwa entsprechend vertieft, sondern hat eine fast gerade Plateauform, die auf der äußeren Seite sogar einen leichten Hügel aufweist, auf der anderen Seite eine leichte Mulde.

Am Ende des Oberschenkelknochens sehen Sie, warum man das Knie auch ein »bikondyläres Gelenk« nennt. Die Oberschenkelrolle ist zweigeteilt (»bi« = zwei), wobei die beiden »Gelenkknorren«, wie man sie nennt, von unterschiedlicher Größe sind: Innen ist der Radius größer als außen. Die Oberfläche der Gelenkknorren ist spiralig geformt. All das zusammen macht gleichmäßige Bewegungen des Knies möglich – wie genau, das wäre kompliziert zu erklären.

Damit Bewegung stattfinden kann, brauchen wir natürlich **Muskeln** – in diesem Fall die des Ober- und des Unterschenkels. Da die Beine den gesamten Körper tragen, wirken hier starke Kräfte. Man sieht das ja an den normalerweise recht ausgeprägten Waden und Oberschenkeln.

Eine wichtige Rolle bei der Kraftübertragung spielt die **Kniescheibe**. Sie ist ein sogenanntes Sesambein, also ein eher kleiner Knochen, der in eine Sehne eingewachsen ist. Und zusammen mit dieser Sehne wirkt die Kniescheibe wie ein Angelpunkt: Die Kraft des Muskels wird umgelenkt. Die Bewegung des Streckmuskels im Oberschenkel wird über die Kniescheibe und die Sehne zum Schienbein übertragen. Durch den Abstand, der durch die Kniescheibe geschaffen wird, erhält man einen besseren Hebel, was für den Muskel mehr Kraft bedeutet. Wir können den Unterschenkel mit weniger Kraftaufwand anheben und strecken.

Wird die Kniescheibe durch eine Verletzung so zersplittert, dass man sie entfernen muss, kann man zwar noch laufen, hat aber weniger Kraft im Bein.

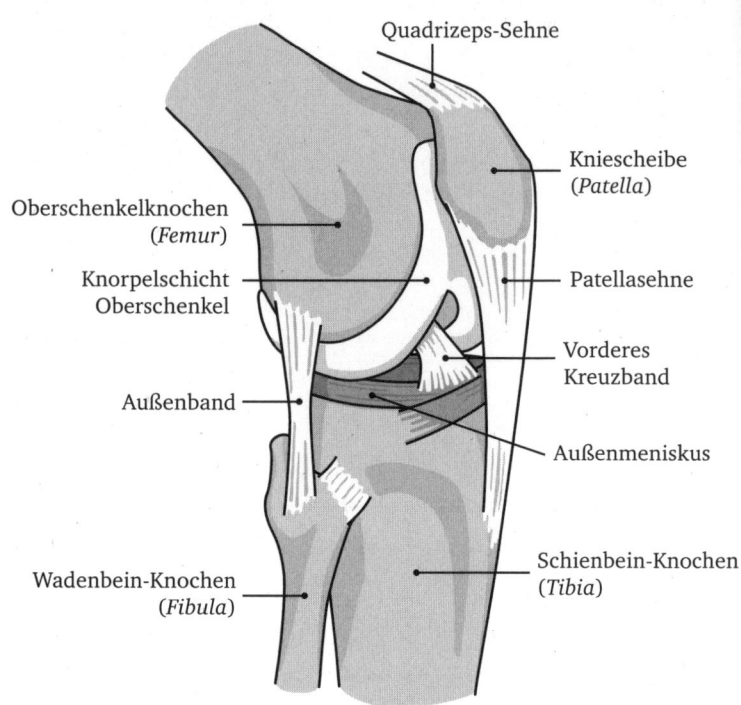

Meniskus (ringförmiger Knorpel zwischen Ober- und Unterschenkel) und Bänder. Rechts oben die Kniescheibe, integriert in die Sehnen

Nun bekommt das Knie noch ein Polster, das die ungleiche Form der Knochenenden ausgleicht, Reibung verhindert und allzu großen Druck mindert. Dieses Polster namens **Meniskus** sollten Sportler im Grunde täglich mit einem kurzen Gebet ehren. Aber da wir ihm in der Realität fast ausschließlich im Fall von Verletzungen begegnen, wird es (bzw. er) meistens nur beschimpft.

»Autsch, der blöde Meniskus!«, fluchen wir, wenn ein Sprung, eine Drehung, ein Sprint die Treppe hinab schon wieder wehtut. Dabei ist der Meniskus natürlich genauso wenig schuld wie die Tastatur des Computers an einem Softwareproblem. Er wird vielmehr selbst überfordert. Hätte er Nerven, könnte man auch sagen: Er wird gequält. Aber als reiner Knorpel hat er keine. Der Meniskus ist es also auch nicht, der schmerzt. Er wurde wahrscheinlich durch extreme Belastung oder ein Foul ein wenig verschoben oder ist eingerissen und kann deshalb nicht mehr alle Bereiche des Knochens polstern. Oft wird er auch eingeklemmt und zieht dadurch an der **Gelenkinnenhaut**, an der er angewachsen ist. Das kann äußerst peinigend sein.

Wird der Meniskus gefetzt, muss oft ein Teil davon oder sogar das ganze schöne Polster herausoperiert werden. Die losen Fetzen können (müssen aber nicht) ziemlichen Schaden im Gelenk anrichten. Sie können zwischen den Knochen eingeklemmt werden und das Gelenk blockieren.

Wie kann es sein, dass man ohne Meniskus trotzdem noch einigermaßen schmerzfrei laufen kann? Nun, zum Glück ist er nicht das einzige Polster – es gibt auch noch die Knorpelschicht auf den Knochenenden.

Zur weiteren Stabilisierung und zum Schutz ist das gesamte Kniegelenk in die sogenannte **Kapsel** gehüllt, die aus Bindegewebe besteht, verstärkt durch Faserzüge (also Kollagenfasern). Die Kapsel ist elastisch und fest. Durch eine Verletzung, insbesondere eine am Kreuzband, kann sie gedehnt werden, was leider durch lockeren Sitz zu weiteren ähnlichen Verletzungen führt. Das Gelenk hat dann nicht mehr die Stellung für einen optimalen Bewegungsablauf, und dadurch beginnt eine einseitige, verfrühte Abnutzung.

Die **Beweglichkeit** des Knies misst der Arzt in Gradzahlen, wobei die normal gestreckte Beinstellung mit 0° bezeichnet wird. Ein trainiertes, gesundes Knie kann bis 140° gebeugt, also angezogen werden. Eine Überstreckung von 5° ist möglich. Über diese Grenzen sollten Bewegungen nicht hinausgehen, sonst bekommen Sie ein instabiles Knie.

Was leistet das Knie?

Welche Fertigkeiten verdanken wir unseren Knien? Nun, eigentlich fast alles (außer vielleicht Schach). Wir können gehen, laufen und sprinten. Wir können unsere Beine beugen, um zu sitzen, zu hocken, zu knien und den Entengang zu praktizieren. Wir können klettern um steile Höhenunterschiede zu überwinden. Wir können tanzen und hüpfen – und springen. Entweder aus dem Stand oder mit Anlauf. Das Knie ermöglicht uns – je nach Talent und Trainingseifer – Rekordsprünge, Spagat, Ballett und, im staunenswerten Zusammenspiel mit unseren anderen Gelenken, den Muskeln, Sehnen, Bändern und Nerven, auch Balanceakte und Akrobatik.

Und noch etwas Besonderes, das uns allerdings ganz normal und wenig anspruchsvoll vorkommt: Wir können *stehen*. Und zwar, wenn es sein muss, lange Zeit, ohne ständig sämtliche Muskeln anspannen zu müssen.

Das sei doch gar nichts Besonderes, höre ich? Mag ja sein – aber ohne einen Trick der Natur würde das nur wenige Minuten funktionieren, dann wären wir total erschöpft. Zum Glück passiert das Ganze unbewusst – wir würden es sonst jedes zweite Mal vergessen oder falsch machen.

Wenn wir stehen und die Beine ganz durchgestreckt sind, rastet unbemerkt die sogenannte **Schlussrotation** ein: Der Unterschenkel dreht sich leicht nach außen. Ganz leicht. Dadurch ist sozusagen ein Verschluss da, eine Verriegelung, dadurch können wir entspannt stehen. Sonst müssten die Muskeln permanent arbeiten, um das Bein aktiv gestreckt zu halten, damit es nicht wegknickt.

Da das Kreuzband an dieser Aktion entscheidend beteiligt ist, klappt sie nach einem Kreuzbandriss nicht mehr so schön wie vorher.

Bitte gehen Sie!

Keine Sorge, ich schmeiße Sie nicht aus dem Buch raus. Was ich sagen will: Gehen Sie zu Fuß, so oft es geht. Auch wenn Sie manchmal Knieschmerzen haben. Gerade dann ist es Zeit, Ihre Gelenke ein wenig zu verwöhnen. Nutzen Sie Ihre Möglichkeiten. Sie können es (noch). Und Sie tun Ihren Gelenken, Ihren Knorpelkissen Gutes. Jeder Schritt lohnt.

Also – trotzen Sie den Top 5 der Ausreden:

1. »Laaaangweilig, dieses Gelatsche!«
2. »Das ist mir zu anstrengend!«
3. »Zu Fuß?!? Bei dem Wetter?!?«
4. »Ich muss nicht laufen, ich kann mir doch ein Auto leisten.«
5. »Keine Zeit!«

Wir Erwachsenen hören irgendwann auf zu laufen. Wir fahren lieber Auto oder Bus und Bahn oder – immerhin – Fahrrad. Damit, von weiter oben, scheinen wir die Welt besser zu überblicken. Zudem sind Fußgänger im Straßenverkehr tatsächlich die unterste Kategorie: langsam, verletzlich, im Zweifel nass und ewig an Ampeln wartend. Aber ist das Auto wirklich so viel besser? In dieser abgeschlossenen Zelle heißt es doch allzu oft: Streit, Stress, Smartphone.

Insbesondere Kinder sollte man nicht zu Opfern der erwachsenen Ausreden machen. Kinder vom Laufen, vom Gehen abzuhalten nennen wir Ärzte sträflich. Denn Kinder müssen nicht nur laufen *lernen*, sondern sollten es auch möglichst oft *tun*. Ihre Gelenke bilden sich nur dann wirklich gesund aus. Ohne die tägliche Geh-Übung und das stundenlange Rennen (das wir Erwachsenen gar nicht mehr so könnten) werden sie immer ungeschickter, stolpern leichter und verletzen sich öfter. Positiv ausgedrückt: Wenn Kinder täglich viel rennen dürfen (sie wollen!), dann wird ihr Gang gesünder, schöner und kraftsparender.

> **Elternbrief 1-2016**
>
> Sehr geehrte Eltern,
>
> in Zusammenarbeit mit Kinderärzten und Orthopäden haben wir beschlossen, den Schulparkplatz am kommenden Freitag zu schließen.
>
> Wir laden Sie ein, Ihr Kind ab sofort zu Fuß zur Schule zu bringen statt mit dem Auto. Genießen Sie die gemeinsame Zeit: das Toben, das Rennen, das Springen, das Balancieren, das Erleben von Wetter, Natur und Umwelt. Führen Sie entspannte Gespräche und kommen Sie auf neue Ideen. Sie tun Ihrem Kind etwas Gutes – und sich selbst im Übrigen auch.
>
> Der Schulbeginn wird während einer Gewöhnungsphase von 6 Monaten »gleitend« sein: Ein Eintreffen bis 20 Minuten nach Schulbeginn werten wir nicht als Verspätung.
>
> Mit freundlichem Gruß:
> Das Kollegium

Es lohnt sich, seinen Alltag umzugestalten, um seine Knie zu benutzen. Mit jedem Meter, den Sie zu Fuß zurücklegen, schützen Sie sich vor Gelenkabnutzung.

Wie geht Gehen eigentlich?

Laufen ist eine extrem komplexe Bewegung. Der ganze Körper, *sämtliche* (!) Muskeln, Sehnen, Nerven sind daran beteiligt. Und das Schöne ist: Er regelt das ganz unbewusst, ohne dass wir uns darum kümmern müssen. Wer möchte schon den ganzen Tag lang einem Dauerfeuer von Gedanken der folgenden Güteklasse ausgesetzt sein?

- »Meine Nerven melden eine Muskelregung. Sie fordern, falls nötig, Korrektur.«
- Und frei nach Otto Waalkes (»Milz an Großhirn«) könnte dann auch der Gleichgewichtssinn seinen Mund nicht halten: »Gleiche eine Neigung von 2 Grad nach links aus!«
- Und weiter: »Eine Sehne verweigert den Dienst, weil ihr Muskel zu schlaff ist.«
- »Vorne ... hinten ... rechts ... links ... jetzt Kopf hoch, schnell! Sonst siehst du den Stein da vorne nicht.«
- »Wie stark soll ich die Knie durchdrücken bei jedem Schritt?«
- »Wie hoch muss ich jetzt die Füße heben? Auf dem Boden schlurfen sollen sie nicht, aber Hochheben verbraucht unnötig Kraft. Mein Körper will doch ökonomisch arbeiten, ich hab das mal durchgerechnet ... und überhaupt, wie sieht das denn aus – wie der Storch im Salat ...«

Beim Gehen soll das Bewusstsein nicht beteiligt sein. Wie viele andere Bewegungsabläufe soll auch dieser automatisiert ablaufen. Denken wir beim Gehen bewusst darüber nach, welcher Fuß jetzt dran ist oder welche Bewegung wir eigentlich gerade machen, dann stolpern wir sofort.

Ein Mensch, der das Gehen aus irgendeinem Grund nicht im Kindesalter erlernen konnte, kann später noch so viel üben, er wird keine harmonische, mühelose Geh-Bewegung erreichen.

Nehmen wir zum Vergleich den Golf-Schwung, den man in der Regel erst im fortgeschrittenen Erwachsenenalter erlernt. Das ist unendlich mühsam, weil man sich jedes Detail genau vorstellen muss, um alles richtig umzusetzen.

Anders gesagt: Gehen lernt man als Kleinkind so selbstverständlich und unbewusst wie die Muttersprache – das Golfen als Erwachsener hingegen wie eine Fremdsprache.

Für unseren Gang würde es nicht passen, wenn das Knie ähnlich aufgebaut wäre wie das Hüftgelenk, also ein genau passender Gelenkkopf in einer genau passenden Gelenkpfanne läge. Die Stabilität würde fehlen. Man könnte nicht stehen, sondern würde wegknicken, weil die Kräfte zu groß wären. Man wäre wie ein Zelt, das aufgestellt wird ohne Schnur-Verspannung. Oder ein Schiffsmast ohne Wanten. Deshalb brauchen wir die stabilisierenden Bänder. Fehlt nur *ein* Band, ist das ganze Gelenk schon instabil.

Reißt zum Beispiel ein Außenband, weicht von jetzt an das Knie *bei jedem Schritt* nach außen aus. Das führt in kürzester Zeit zu einem starken Verschleiß des Gelenkknorpels, also Arthrose.

Erkannt!

Kennen Sie das auch? Sie sehen jemanden von Ferne auf sich zukommen oder gehen hinter ihm her – und erkennen ihn sofort, ohne sagen zu können, woran. Jeder Mensch hat seinen ganz individuellen Gang, fast wie ein Fingerabdruck. Selbst wenn der Mantel und die Frisur neu sind und Sie das Gesicht nicht sehen. Was also nehmen Sie wahr an diesem Rücken, diesem Gang? Die Kopfhaltung, eine bestimmte Bewegung der linken Schulter, eine winzige Ungleichheit der Beinlänge, die zu einem kaum sichtbaren Nachschleifen oder wiegenden Schaukeln führt – Hinken wäre bei den meisten zu viel gesagt. Die eine wippt bei jedem Schritt so, dass die Frisur mitkommt, der andere schlurft mit gebeugtem Kopf, die Dritte würde bei jedem Schritt die Hacken in den Boden rammen, wäre der nicht aus Asphalt. Wir könnten kaum mit Worten ausdrücken, warum wir so genau wissen, wer es ist. Aber wir wissen es.

Für das Gehen und für viele andere Bewegungen muss das Knie sich beugen können. Bei jedem Schritt macht das Kniegelenk eine komplizierte, fein abgestimmte Roll- und Gleitbewegung. Das Ende des Oberschenkelknochens rollt frei, ohne von knöchernen Seitenteilen geführt zu werden, über das Plateau des Schienbeins (natürlich mit Knorpelpolster dazwischen). Die Oberschenkelrolle ist aber viel länger als das Schienbein-Plateau, auf dem sie rollt. Würde der Knochen immer weiter rollen, »fiele« er an der hinteren Seite des Schienbeins herunter. Das will keiner, also beginnt eine Gleitbewegung, sodass der Oberschenkelknochen rechtzeitig wieder zurückgleitet in die Ausgangsposition.

Damit diese Bewegung geschmeidig und koordiniert abläuft, haben wir die Kreuzbänder. Sie sind im Inneren des Kniegelenks fest mit dem Knochen verbunden und stabilisieren es durch ihren kreuzförmigen Verlauf mehrfach. Die Kreuzbänder verhindern, dass das Knie zu stark einwärts gedreht wird.

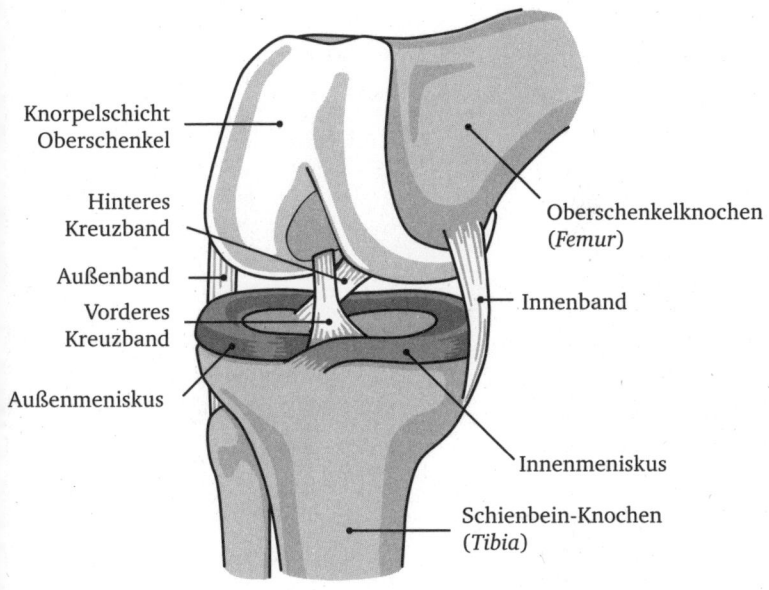

Das Knie ohne Kniescheibe und auseinandergezogen, mit Oberschenkelrolle und Kreuzbändern

Die Kreuzbänder bestimmen im Übrigen auch die Form des Kniegelenks – es sieht nur ihretwegen so aus, wie es aussieht. Und was ohne Kreuzband passiert, lesen Sie weiter unten.

Warum ist das Knie so anfällig?

Zum einen: Dem Knie fehlt die knöcherne Führung, die Knochenstruktur, bei gleichzeitig riesigen Krafthebeln. Kapseln und Bänder sind nun mal empfindlicher als solide Knochen. Dazu trägt das Knie die Hauptlast all unserer Bewegungen – und damit natürlich auch das größte Risiko bei extremen oder »falschen« Moves.

Das zweite: Im Stehen (auf beiden Beinen) wirken auf die Knie Kräfte, die weit größer sind als das gesamte Körpergewicht. Und in der Bewegung ist die Belastung nochmal größer. Beim Gehen stehen bzw. bewegen wir uns ja die meiste Zeit auf *einem* Bein. Gleichzeitig müssen die Knie viele unserer Bewegungen mitmachen.

Außerdem ist das Knie so konstruiert, dass es ein Verdrehen des Beins nach außen nicht steuern kann. Bewegen wir uns, beispielsweise beim Sport, in einer starken Außenrotation, kommt es zu einer Verletzung.

Dazu kommt, dass bei vielen Menschen die Knie ein wenig abweichend geformt sind. Das ergibt viele Möglichkeiten fehlerhafter Bewegung. Abweichungen, auch nur im Mikrometerbereich, bedeuten ungleichmäßige Belastung; diese wiederum bringt immer eine Knorpelschädigung mit sich.

Den Beginn von Arthrose, die Knorpelabnutzung, bemerken wir allerdings lange gar nicht. In Jahren, manchmal Jahrzehnten wird die Knorpelschicht, die keine Schmerzsignale senden kann, heimlich abgetragen.

Auch die häufige Fehlmechanik der Kniescheibe führt zu ungleichmäßiger Belastung der Knorpelschicht (siehe Kapitel »Arthrose«); ebenso der Druck der Kniescheibe, der in der Hocke auf die Gleitflächen ausgeübt wird – je tiefer die Hocke, desto stärker der Druck.

Wie kann man sich schützen?

Starke Muskeln stützen und schützen Ihre Bänder und Sehnen, die durch Bewegung und Training auch fester werden. In bestimmten Sport- und Spielsituationen hilft das allerdings nichts. Die Fußballer, die jedes Wochenende mit Knieverletzungen im Krankenhaus landen, sind ja in der Regel bestens austrainiert. Aber gegen die unvorhersehbare gegnerische Einwirkung kann man nun einmal wenig ausrichten. Das ist ja auch das Unglück beim Fußball. Der Fuß steht auf dem Boden, von der Seite grätscht einer rein in Kniegelenkhöhe. Da bricht das Knie halt zur Seite weg. Dagegen kann sich niemand wehren. Oder der Spieler selbst köpft den Ball, landet in einer Rotationsbewegung, kommt mit seinen Stollen auf dem Boden auf, dadurch wird der Fuß auf dem Boden fixiert, dann kommt die Rotationskraft von der starken Flugbewegung, und gleichzeitig eine Beugekraft – dann sind die Kreuzbänder »weg«.

Besonders leicht passiert das auch beim Skifahren, und manchmal bemerkt man es nicht einmal sofort: Man verschneidet einen Ski, der fährt nur kurz zur Seite weg, das Bein wird kurz außenrotiert bei einer Beugung – es muss gar kein Sturz sein. Manche Leute fahren weiter, merken nichts – aber unten im Tal fühlt sich das Knie irgendwie instabil an. Die Bänder selbst schmerzen ja auch kaum. Wir merken erst etwas, weil das Gelenk anschwillt.

Wenn alle Stricke reißen

Beim Sport passiert das häufig: eine Drehbewegung mit stehengebliebenem Fuß beim Handball, ein Fußball-Foul, Bein hochstrecken beim Kampfsport. Es gibt jedenfalls ein recht lautes »Zong«, und man spürt deutlich: Da ist etwas ganz und gar nicht wie vorher.

Erstaunlicherweise können manche Menschen trotzdem noch mit ihm herumlaufen – mit dem **Kreuzbandriss**. Mal schmerzt es mehr, mal weniger. Je nach persönlicher Fitness gleicht der Körper die Verletzung erstaunlich gut aus. Wenn Ihnen dieses Malheur also passiert, Sie aber in Zukunft vor allem spazierengehen und radfahren wollen, brauchen Sie nicht unbedingt etwas zu unternehmen.

Trotzdem wünsche ich Ihnen, dass ein guter Orthopäde den Kreuzbandriss, wenn es denn einer ist, baldmöglichst feststellt. Und vor allem, dass er oder sie Ihnen erklärt, wie wichtig es ist, von jetzt an aktive Arthrose-Prävention zu betreiben. Wobei »Prävention« hier nicht »verhindern« bedeutet, sondern »vorbereiten«.

Denn, sorry, *dass* Sie Arthrose bekommen werden, daran gibt es leider nicht den geringsten Zweifel. Aber wie bald, wie schnell und wie schlimm, hängt davon ab, ob Sie etwas für Ihre Knorpel tun oder nicht. (Siehe Kapitel »Prävention«)

Haben wir kein Kreuzband mehr, wird der oben beschriebene, geschmeidige Roll-Gleit-Mechanismus zertrennt in einen Rollvorgang und ein wiederholtes plötzliches Rutschen. Dieses *plötzliche* Rutschen zerstört – natürlich nur millimeter-, mikrometerweise, aber unweigerlich – die wertvolle Knorpelschicht. Freiwillig hergeben sollte man das Kreuzband also nicht.

Es gibt aber auch Patienten, die ohne Kreuzband gar nicht mehr laufen können. Sie sind so instabil, dass sie hinfallen. Während sie beispielsweise die Treppe hinuntergehen, liegen sie plötzlich unten und wissen gar nicht, wie das kam. Diese Patienten muss man natürlich operieren, sie kommen auch sofort dran, denn sie können ohne Kreuzband gar nicht existieren.

Warum ist das so - die einen können nicht mehr laufen, und die anderen bemerken die Verletzung kaum? Das kann mit einer Zusatzverletzung zusammenhängen, oder auch damit, dass manche Menschen von Haus aus einfach motorisch besser begabt sind und Verletzungen deshalb besser kompensieren und ausbalancieren können.

Bei einer Operation setzen wir einen Kreuzbandersatz ein. Dazu nehmen wir eine Sehne aus dem Oberschenkel, die man entbehren kann. Der Roll-Gleit-Vorgang beim Gehen funktioniert wieder. Und trotzdem bekommen diese Patienten später eine Arthrose.

Warum, wo wir doch alles wiederhergestellt haben? Nun, eben leider nicht alles. Auf dem Kreuzband sitzen spezielle Nerven namens Dehnungsrezeptoren, die mit unserer Beinmuskulatur gekoppelt sind. Wenn nun auf das Kreuzband eine Riesenspannung kommt, wird reflektorisch über das Rückenmark der Muskel angespannt, um das Kreuzband zu entlasten. Dieser Rückkopplungs-Mechanismus geht mit dem Kreuzband unweigerlich verloren. Denn die Nerven, die auf dem Kreuzband verliefen, wachsen nicht nach.

Deshalb entwickelt auch ein operiertes Kreuzband-Knie immer eine Arthrose – allerdings, dies als Trost, nicht so schnell wie bei Nicht-Operierten, denen zusätzlich die Mechanik fehlt.

Wo reißt ein Kreuzband eigentlich? Etwa zwei Drittel reißen am Oberschenkelknochen ab, bei den übrigen reißt das Band selbst durch. Übrigens erwischt es fast immer das vordere Kreuzband. Bei Kindern und jungen Leuten, die noch im Wachstum sind, kann das Kreuzband auch mit einem Stück Knochen aus dem Knochen ausreißen. Das ist sogar von Vorteil, denn Knochen heilen. Das Band kann wieder anwachsen. Es wird bei einer OP – meist mit einer Schraube – fixiert und heilt gut.

Symptome: So kann Ihr Knie rumzicken

- Irgendwann spüren Sie **Schmerzen**.
- **Blockade.** Das Knie lässt sich nicht vollständig beugen, nicht gerade durchstrecken oder beides. Viele Ursachen sind möglich.

- **Instabil.** Das Knie scheint sich zuweilen nach hinten durchbiegen zu wollen – eine Richtung, in die es nun wirklich nicht gehört. Auch zur Seite kann es ausbrechen, dies passiert oft bei einem Außen- oder Innenbandriss.
- **Pivot-Shift-Phänomen.** Das Schienbein dreht sich bei bestimmten Bewegungen plötzlich schmerzhaft nach innen oder außen. Das weist auf einen Riss des vorderen Kreuzbands hin.
- **Geschwollen.** Jedes Gelenk kann anschwellen. Warum, und was genau passiert, ist im Kapitel »Gelenke« beschrieben. Beim Knie passiert es aber wesentlich häufiger als zum Beispiel bei der Schulter. Eine Schwellung ist praktisch immer mit Schmerzen verbunden und bedeutet sehr häufig eine Entzündung. Der Grund für ein geschwollenes Knie kann eine sogenannte aktivierte Arthrose sein, also eine Entzündung im Gelenk, die abgenutzte oder zerstörte Knorpel zur Ursache hat. Es kann aber auch eine Rheumatoide Arthritis, also Rheuma sein. Zur Unterscheidung der beiden Krankheiten siehe Kapitel 11.

Diagnose: Das sagen Arzt oder Ärztin

Ihr Knie wird zunächst »klinisch«, das heißt ohne Apparate untersucht, getastet, vorsichtig geschoben, man lässt Sie bestimmte Bewegungen machen und fragt, welche wehtut. Daraus kann man zum Beispiel schon einen Kreuzbandriss vermuten oder ausschließen. Falls notwendig, wird geröntgt oder ein MRT gemacht; im Notfall auch ein CT.

Zu den Behandlungsmöglichkeiten siehe Kapitel 12, »Therapie«.

7 Das Hüftgelenk

Die Hüftgelenke als Übergang vom Rumpf zu den Beinen tragen den Großteil unseres Körpergewichts.

Das Hüftgelenk soll die Beweglichkeit des Beins in drei Richtungen erlauben:

- Beugen und Strecken, also vor und zurück
- Abspreizen und Anziehen, also zur Seite
- Ein- und auswärts drehen

Damit die Hüfte bei diesen Bewegungen trotz der starken Belastung stabil bleibt, hat sie eine **knöcherne Führung:** Der Oberschenkelknochen (*Femur*), der längste Knochen unseres Skeletts, bildet an seinem oberen Ende eine Kugel, die genau in die Pfanne des Beckens hineinpasst und bei allen Bewegungen tief und sicher sitzt, ohne herauszurutschen. Selbstverständlich sind auch Hüftkopf und Hüftpfanne von einer schützenden Knorpelschicht überzogen.

Das Gelenk ist von einer strammen Kapsel umschlossen und mit Synovia (Gelenkflüssigkeit) gefüllt, sodass die Bewegung der Gelenkteile gut gepuffert wird und sanft gleitet. Zusätzlich zu den Knochen und der Kapsel sorgen starke Bänder für Halt. So kann der Gelenkkopf nicht so leicht herausrutschen (»auskugeln«) wie etwa in der Schulter, allerdings ist die Bewegungsfreiheit beschränkt.

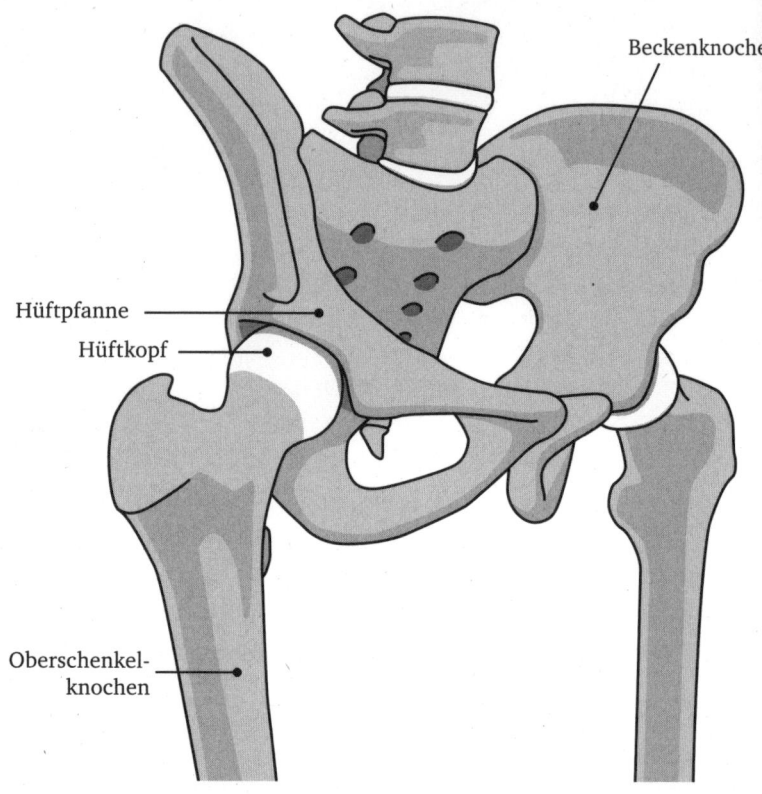

Hüftgelenk mit Knorpelschicht (weiß), dem darunterliegenden Oberschenkelhals und dem Beginn des Oberschenkelschafts. Oben zwei Lendenwirbel mit Bandscheiben (weiß) sichtbar

Der Femur (Oberschenkelknochen) hat einen »Kopf«, einen »Hals«, der gemäß geltendem Schönheitsideal wesentlich dünner ist als der Kopf, und anschließend den »Schaft«, die eigentliche Länge des Knochens. Der Schaft endet in der inneren und der äußeren Oberschenkelrolle, den femoralen Anteilen des Kniegelenks (siehe Abbildung auf Seite 67).

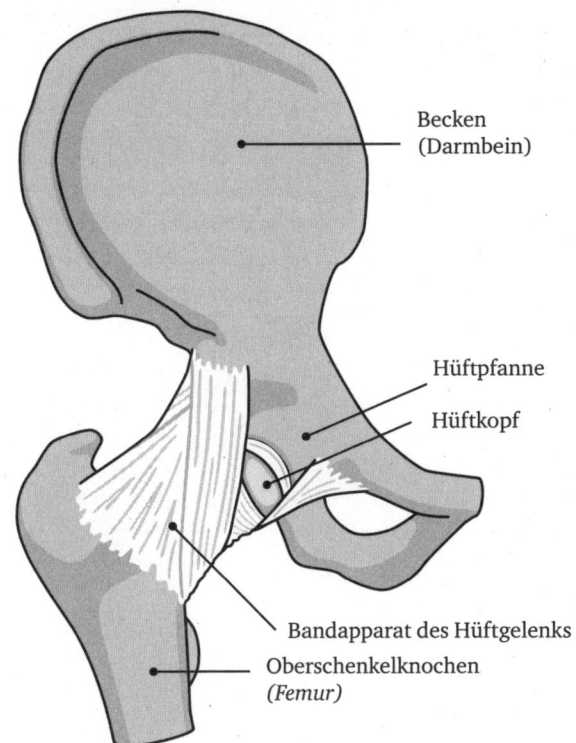

Einzelnes Hüftgelenk mit Bändern

Wo hat das Hüftgelenk seine Schwachstellen?

Eine Grundidee des gesunden Gelenks ist die gleichmäßige Verteilung der Belastung. Bei jeder noch so kleinen Verschiebung wirken Kräfte auf eine Stelle besonders stark: die gefürchtete »Belastungsspitze«.

Im Falle des Hüftgelenks müssen Hüftkopf und Hüftpfanne genau ineinanderpassen und genau richtig sitzen. Weicht die Stellung ab, wird das Gelenk an einer Stelle besonders stark belastet, was zu einem Schaden am Knorpel führt und damit zur Hüft-Arthrose.

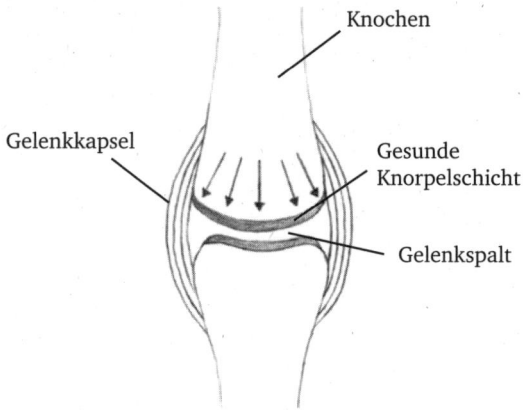

Schematische Darstellung eines gesunden Gelenks

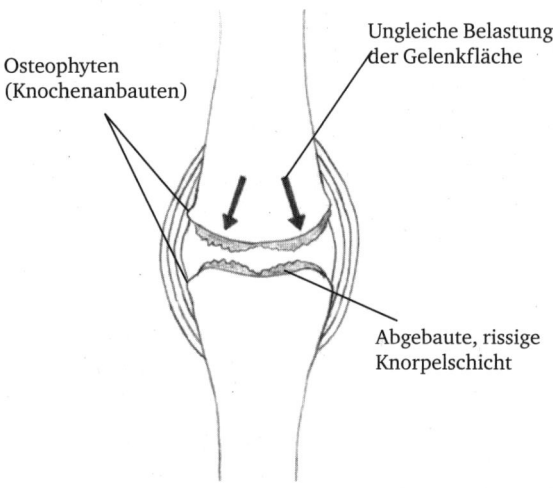

Gelenk mit stark geschädigter Knorpelschicht und Osteophyten

Hüftdysplasie bei Säuglingen

Eine früher häufige Fehlstellung kommt glücklicherweise seit etwa 20 Jahren deutlich seltener vor. Es ist die Hüftdysplasie bei Neugeborenen, die, wenn sie nicht früh erkannt und behandelt wird, zu einer sehr frühen Abnutzung des Hüftgelenks führt. Der Hüftkopf sitzt dabei nicht in der Mitte der Pfanne, sondern weiter oben, weil die Hüftpfanne zu flach geformt ist und zu steil steht. Das Kräftegleichgewicht ist gestört, es kommt zu Belastungsspitzen am Pfannenrand.

Statt das Gelenk an allen Stellen gleichmäßig zu berühren (bzw. durch die Knorpelschicht *nicht* zu berühren), stößt der Hüftkopf bei jedem Schritt an den oberen Rand der Pfanne. Dieser wird so wesentlich stärker belastet, die Knorpelschicht wird an dieser Stelle weich und brüchig und platzt schließlich ab. Wird das Problem nicht erkannt, ist die Knorpelschicht irgendwann an dieser Stelle ganz zerstört – und der Schaden dehnt sich immer weiter aus. Das Gehen wird schmerzhaft, das Gelenk verliert seine Beweglichkeit, der Gang wird stark hinkend. Das passiert schon bei jungen Menschen.

Die Ursache einer Hüftdysplasie kann auch ein zu steil stehender Oberschenkelhals sein. Siehe dazu weiter unten *Coxa valga*.

Die Hüftdysplasie kommt bei weiblichen Neugeborenen weit häufiger vor als bei männlichen. Bei Kindern, die bei der Geburt zu wenig Sauerstoff bekommen haben und infolgedessen unter anderem an spastischen Beschwerden der Oberschenkelmuskeln leiden, verformt sich die Pfanne, die bei der Geburt noch normal war, sodass im Zuge des Wachstums eine Hüftdysplasie entsteht. Eine Ursache der Hüftdysplasie bei Neugeborenen kann auch die Beckenendlage während der Schwangerschaft sein, vor allem, wenn die Mutter ein zu enges Becken hat, oder bei Zwillingsgeburten. Die schlimme Steigerung einer Dysplasie ist die Hüftluxation: Der verschobene Hüftkopf »wandert« ganz aus der Hüftpfanne heraus.

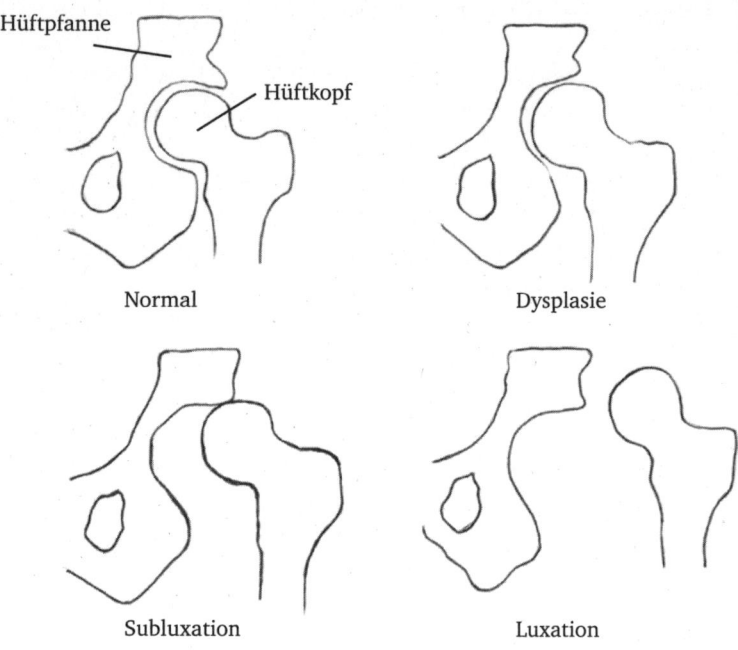

Schematische Darstellung verschiedener Grade der Hüftfehlstellung

Seit es den Hüft-Ultraschall gibt, kann diese Fehlbildung gut diagnostiziert und dann einfach therapiert werden. Die Diagnose funktioniert allerdings nur in den ersten vier Lebenswochen problemlos. Warum?

Ultraschall dringt durch das Gewebe und den Knorpel, die reflektierten Wellen erzeugen das Bild. Je wasserhaltiger das Gewebe, desto besser kann der Ultraschall durchdringen. Aber in Knochen kann man nicht hineinschauen; das knöcherne Gelenk verhindert, dass der Ultraschall in die Tiefe kommt. Das geht nur mit Röntgen. Das kindliche Skelett ist bei der Geburt knorpelig-weich und formbar, aber die Verknöcherung setzt bald ein: Im Inneren der kindlichen, noch knorpeligen »Knochen« sitzt ein Kern aus Knochenmasse, der während der Kindheit stetig wächst, bis schließlich der gesamte Knochen wirklich verknöchert ist.

Seit Ende der 80-er Jahre hat es sich in Deutschland, wie auch in anderen Ländern, durchgesetzt, alle Neugeborenen per Ultraschall auf Hüftdysplasie zu untersuchen.

Die Behandlung ist in diesem Alter relativ einfach und sehr wirkungsvoll: Das Kind muss »breit gewickelt« werden; durch eine Spreizbehandlung (es gibt verschiedene) entwickelt das dysplastische Gelenk wieder die richtige Form. Daher ist es besonders wichtig, in den ersten Lebenswochen mit der Therapie zu beginnen, da der Knorpel formbar ist. Auf diese Weise wird das schwere Schicksal einer frühen Arthrose vermieden.

Im späteren Alter kann eine Umstellungs-Operation notwendig werden, um eine Verschlimmerung der drohenden Arthrose – und damit mehr Schmerzen – zu vermeiden. Bei dieser *Korrektur-Osteotomie* werden Knochen durchtrennt und in der richtigen Stellung wieder fixiert, meist mit Schrauben. Das »Dach«, also der obere Teil der Gelenkpfanne, wird dabei verbreitert und kann den Gelenkkopf besser halten.

Zu tief sitzender Hüftkopf

Eine weitere Fehlstellung ist die sogenannte *coxa vara*: Der Schenkelhals steht nicht im normalen Winkel von 120°-135° zum Oberschenkelknochen, sondern in einem kleineren Winkel von 110°, 100° oder sogar 90°. Diese Stellung nennt man *varisch*, sie bedeutet eine O-Bein-Stellung im Hüftbereich. (Eine O-Bein-Anlage kann übrigens auch im Kniegelenk auftreten.)

Selten ist diese Fehlstellung angeboren. Sie tritt in der Regel nachträglich infolge einer rheumatischen Erkrankung (siehe Kapitel »Arthritis«) oder einer Osteoporose auf.

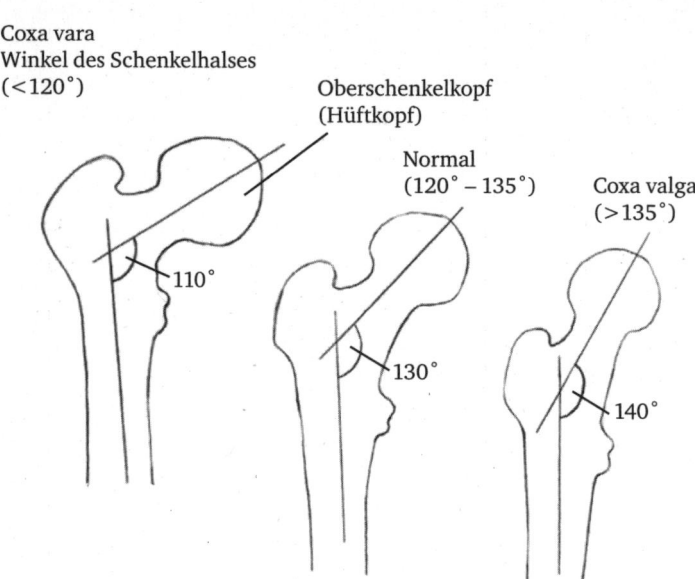

Ist die Fehlstellung erst einmal da, wird der Hüftkopf bei jedem Schritt von den Muskeln zu stark in die Hüftpfanne hineingezogen, die dadurch tiefer als normal wird (in der Fachsprache: *coxa vara et profunda*). Besonders, wenn diese Fehlstellung schon besteht, während ein Kind oder Jugendlicher noch wächst, bekommt die Pfanne eine extrem tiefe Form. Im Laufe des Lebens wird der Knochen der hinteren Wand der Hüftpfanne immer dünner. Schließlich kann sich der Pfannenboden in den Beckenbereich hineinwölben.

Diese Fehlstellung ist schwierig zu therapieren. Die kindlichen Knochen bleiben während der gesamten Wachstumsphase formbar, aber in der Jugend bemerkt der Betroffene es nicht. Schmerzen bekommt man erst im Alter. Dann ist eine Korrektur nicht mehr möglich, es hilft nur ein neues Gelenk, eine *Endoprothese*.

Das Gegenstück zur *coxa vara* ist die *coxa valga*, die X-Bein-Stellung des Schenkelhalses. Dabei ist der Winkel mit über 135° zu groß (Abbildung links).

Andere Fehlstellungen

Hätten Sie gewusst, dass Ihr Körper während Ihrer Kindheit nicht einfach nur eine Miniaturausgabe Ihres heutigen Erwachsenenkörpers war, sondern sich in seiner Anatomie teilweise erheblich davon unterschied? Manche kennen vielleicht den »Thymus«, ein Organ im Brustbereich des Kindes, das für die Immunabwehr wichtig ist und mit dem Eintreten der Pubertät einfach verschwindet, das heißt, in Fettgewebe umgewandelt wird.

Aber auch das kindliche Skelett weist einen verblüffenden Unterschied zum späteren Erwachsenenkörper auf. Unser Oberschenkelkopf hat eine ganz leichte Drehung nach vorn – etwa 12°. Bei Kindern ist diese Drehung weit stärker. Das Knie wird zum Ausgleich nach innen gedreht, die Muskeln stellen es so ein. Im Rahmen des Wachstums, in der Regel bis zum zwölften Lebensjahr, vermindert sich dieser sogenannte Torsionswinkel langsam auf die erwachsenen 12°.

Aber das Zurückdrehen klappt nicht immer gleich gut. Der Oberschenkelkopf kann bei 30° stehenbleiben. Wir nennen das eine vermehrte Antetorsion, was wörtlich bedeutet »zu sehr nach vorne gedreht«. Um das auszugleichen – der Betroffene will ja trotzdem normal laufen –, ist die Hüfte normal eingestellt. Das jedoch macht sich am Knie bemerkbar: Das Bein steht insgesamt mehr nach innen gedreht, das heißt, die Kniescheiben und die Füße schauen nach innen. Vielleicht haben Sie schon einmal gesehen, dass jemand »über den großen Onkel« läuft und die große Zehe abrollt, gerade kleine Kinder. Das führt im Hüftgelenk zu einer stärkeren Abnutzung. Die Betroffenen haben übrigens häufig ein relativ breites Becken.

Wenn sich ein Oberschenkelknochen bis zum Jugendalter nicht vollständig »zurückgedreht« hat, kommt es häufig zu Überlastungen im Bereich der Kniescheibe. Deshalb sollte früh versucht werden, durch sensomotorische Einlagen gegenzusteuern. Voraussetzung hierfür ist die rechtzeitige Diagnose. Ebenso wird empfohlen, möglichst oft im Schneidersitz zu sitzen.

Eher selten wird eine Operation nötig, weil die konservative Therapie nicht erfolgreich war oder die Fehlstellung erst im Erwachsenenalter erkannt wurde.

Fehlbelastung

Je nach Beruf oder Sportart macht man bestimmte Bewegungen häufig, teils mit hohem Krafteinsatz. Ein Beispiel: Eishockeyspieler rasen im »Schlittschuhschritt« über das Spielfeld, also mit kräftigen Schritten bei nach außen gedrehten Füßen. Der Schenkelhals schlägt dabei jedes Mal heftig an den »Erker« der Hüftpfanne an. Auf diesen Druck reagiert der Körper mit Gegendruck: Der Knochen wächst an diesen Stellen. Folge: Das Anstoßen findet immer häufiger statt, die Pfanne wird immer enger, das Problem also immer größer. Der Sportler bekommt Schmerzen an der Leiste und kann den Schritt nicht mehr machen. Der Reizzustand ist eine Vorstufe von Arthrose. Dieses Phänomen, das *Femoro-Acetabuläre Impingement,* wurde erst Ende der 1990-er Jahre erkannt und verstanden; es kann seither operativ behandelt werden, indem man die überschüssige Knochensubstanz in einer kleinen minimalinvasiven OP gezielt entfernt.

Problem durch Bewegungsmangel oder durch normale Abnutzung

Die Muskeln, die das seitliche Abspreizen des Beins ermöglichen, heißen Oberschenkel-Abduktoren. Wenn sie mangels Training zu schwach sind, verändert sich die Stellung des Beckens (es »fällt runter«). Dann drücken Knochen im Hüftgelenk auf eine bestimmte Stelle der Knorpelschicht, was zu rascher Abnutzung führt. Denn das Kräfte-Gleichgewicht wird gestört, wenn der Hüftkopf nicht gleichmäßig, sondern exzentrisch in die Pfanne gedrückt wird, und dadurch kommt es zur Überlastung.

Hüftarthrose

Es gibt auch eine ganz normale Abnutzung, die mit der Zahl der Lebensjahre zu tun hat. Die Hüftarthrose ist die häufigste Form der Arthrose beim Menschen. Beim Hüftgelenk gilt also der Spruch: »Wer alt genug wird, der kriegt es auch.« Lediglich etwa zehn Prozent der Bevölkerung entwickeln auch im hohen Alter keine Hüftarthrose.

Deren Hauptsymptom ist der Schmerz. Und der meldet sich insbesondere bei der Hüfte erst ziemlich spät. Wenn die Knorpelschicht nicht mehr verhindern kann, dass die Knochenenden aneinanderstoßen, bildet sich im Knochen ein schmerzhaftes Ödem. Besonders unangenehm wird es, wenn das Gelenk sich entzündet: Reizung, Schwellung mit ungewöhnlich viel Gelenkflüssigkeit, Synovitis. Man nennt das auch *aktivierte Arthrose*, und die Entzündung sollte schnell bekämpft werden durch entzündungshemmende Medikamente oder, wenn extrem schmerzhaft, durch Cortisonspritzen ins Gelenk.

Warum die Eile? Von *Entzündungsmediatoren* war schon im Kapitel über Knorpel die Rede. Sie greifen die Knorpel an und sind eine große Gefahr. Die Knorpelschicht kann unter diesen Bedingungen wegschmelzen wie Schnee in der Sonne! Schon nach einem halben Jahr kann eine Operation notwendig werden. So massive Entzündungen treten allerdings erst auf, wenn die Knorpelschicht schon erheblich geschädigt ist. Vorher gilt, vor allem bei der Hüfte: **Man bemerkt den Knorpelschaden in**

den ersten Stadien leider nicht. Die typischen Symptome des Knies

- Blockierung
- Instabilität
- Schwellung des Gelenks

kommen bei der Hüfte kaum vor. Bei ihr ist eher die eingeschränkte Beweglichkeit typisch: Das Bein lässt sich nicht mehr gut nach innen drehen, später nicht mehr richtig strecken. Im späten Stadium zieht sich die Gelenkkapsel, die ja wegen der schmerzbedingten Schonung weniger benutzt wird, immer mehr zusammen. Diese Engstellung bewirkt eine weiter verminderte Beweglichkeit.

Der Schmerz tritt anfangs nur bei Belastung auf, in der späten Phase sogar in der Ruhestellung, also auch nachts. Zuerst hilft noch ein Kissen unter dem Knie. Später können Betroffene vor Schmerzen nicht mehr schlafen. So lange sollte man möglichst nicht warten mit der Entscheidung zu einer Endoprothese. (Siehe Kapitel 13.)

Diagnose: Das sagt der Arzt, die Ärztin

Arthrose

Wenn Sie mit Schmerzen an einem oder beiden Hüftgelenken in die Praxis kommen, wird zunächst geschaut, welche Bewegungen Sie noch gut machen können und welche schmerzen. Können Sie Ihr Bein noch ganz nach innen drehen? Es ganz gerade strecken? Zur Seite und zurück bewegen? Die Reihenfolge der Bewegungseinschränkungen folgt bei Arthrose nämlich immer einem bestimmten Muster. Wenn nicht alle Bewegungen möglich sind, wird meist geröntgt. Weitere Möglichkeiten der Diagnose siehe Kapitel 11.

Arthritis

Haben Sie Schmerzen an mehreren Gelenken, vielleicht schon seit mehreren Wochen, werden Untersuchungen gemacht, um festzustellen, ob Sie Rheumatoide Arthritis (Rheuma) haben. Diese Krankheit hat nichts mit Abnutzung zu tun. Sie ist eine Auto-Immunkrankheit. Siehe dazu mehr in Kapitel 11.

Hüftluxation

Patienten mit einer nicht erkannten Hüftluxation (Hüftkopf steht außerhalb der Pfanne) zeigen ihr Problem durch die Beinverkürzung und das Hinken. Nachgewiesen wird die Luxation dann eindeutig durch eine Röntgenaufnahme.

Besonders wichtig ist die frühzeitige Diagnose der Hüftluxation, möglichst schon im Säuglingsalter. Es ist dringend zu empfehlen, dass alle Säuglinge im ersten Monat das Ultraschall-Screening durchlaufen. Durch diese ungefährliche, schmerzlose Untersuchung werden äußerst schwerwiegende Spätfolgen vermieden. Und auch die Therapie ist bei Säuglingen unkompliziert und schmerzlos.

Früher meinte man übrigens, an äußeren Zeichen erkennen zu können, ob ein Säugling eine Hüftdysplasie hatte:

Asymmetrische Po-Falte	Kommt auch bei gesunden Kindern vor.
Kind beginnt verspätet, laufen zu lernen	Sehr unsicheres Zeichen, viel zu spät. Dann bereits OP nötig.
Röntgen bei Verdacht	Erst ab einem Jahr ist etwas zu sehen, wenn alle Knochen vollständig ausgehärtet sind.

Zu den Therapiemöglichkeiten siehe Kapitel 12.

Was kann ich selbst für meine Hüftgelenke tun?

Sie können unkompliziert und regelmäßig etwas für Ihre Hüfte tun – egal ob sie schon zwickt oder noch nicht. Trainieren Sie Ihre hüftabspreizende Muskulatur (Oberschenkel-Abduktoren) und halten Sie damit Ihr Becken in der richtigen Position.

Trainiert wird sie, wie alle Muskeln, beim Schwimmen sowie beim Gerätetraining (fragen Sie nach Apparaten, bei denen man die Beine seitlich auseinander- und zusammendrückt). Mit einem *Theraband* kann man diese Muskeln gezielt trainieren: Man spannt es um die Beine und dehnt es auf, im Stand und auch im Sitz, dabei werden jeweils unterschiedliche abspreizende Muskelgruppen angesprochen.

Auch der Seitstütz ist gut. Man liegt auf der Seite, hebt das Bein hoch und die Hüfte an:

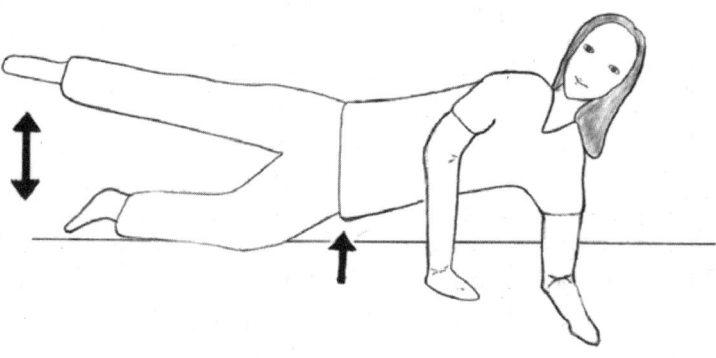

Wenn man das kann, folgt die nächste Stufe: Man legt die Hand auf den Oberschenkel und hebt das untere Knie mit an, sodass nur noch der Fuß und der Unterarm am Boden sind. Damit trainiert man effektiv die gesamte seitliche Rumpfmuskulatur und den oberschenkelabspreizenden Muskel. Sehr gut!

8 Das Schultergelenk

Bevor unsere evolutionären Vorfahren sich aufrichteten, trugen ihre Schultergelenke, wie bei allen Vierbeinern, das Gewicht der vorderen Körperhälfte. Dafür standen ihnen beträchtliche Muskelpakete zur Verfügung. Dann kam die Umstellung auf ein Leben als handwerklich begabter Zweibeiner. Spannend, auf einmal viel weiter zu gucken – aber ganz ohne dauerhafte Komplikationen geht so eine große Veränderung nicht ab, das ist klar. Unser Körper hat sich an die veränderte Situation bis heute nicht vollständig angepasst. Die Mühlen der Evolution mahlen eben langsam.

Wo liegt das Problem? Nun, es liegt in der Einseitigkeit, mit der wir unsere Arme und Hände benutzen. »Wieso denn einseitig?«, höre ich Sie fragen. Und zu Recht weisen Sie darauf hin, was wir alles taten und tun mit unseren Händen: am Computer arbeiten, ein Buch halten, autofahren, schreiben, winken, kochen, den Pflug führen, Speere werfen, Bälle fangen, Tennis-Golf-Badminton-Squash-Hockey, Teig kneten, hämmern, streicheln, operieren, Sandburgen bauen, Klavier spielen, schmieden, Holz hacken, Skulpturen aus Stein hauen, mit zartem Pinsel malen, die Zähne putzen, jemanden begrüßen, auf dem Smartphone daddeln ...

Den Schultern mit ihrer ewigen Sehnsucht nach Ausgewogenheit hilft das aber wenig. Weil wir dies alles *vor* unserem Körper tun. Wir bewegen unsere Arme fast nur in unserem Gesichtsfeld – anders als in der ursprünglichen »Konstruktion« vorgesehen. Bei ihr wurde durch die Gewichtsbelastung auch die hintere Schultermuskulatur trainiert. Und da auch über uns selten etwas (f)liegt, nach dem wir greifen müssen, ist unsere Arbeitsrichtung fast ausschließlich: vorne.

Wir bemerken diese einseitige Nutzung unserer Arme schnell, wenn wir doch einmal über Kopf arbeiten müssen – zum Beispiel die Decke tapezieren oder Kirschen pflücken: Unsere vorderen Schultermuskeln sind überlastet und oft verkürzt, die hinteren verkümmern wegen Nichtgebrauchs. Deshalb ermüden wir so schnell beim Arbeiten über Kopf. Und die Fehlauslastung der Muskeln summiert sich im Laufe der Jahre zu schmerzhaften Erkrankungen.

Aber schauen wir erst einmal auf das gesunde Schultergelenk: Die Kapsel umschließt das Gelenk nicht stramm wie bei der Hüfte, sondern eher schlaff. Sogenannte Reservefalten halten sich für bestimmte Bewegungen bereit, ohne dass zu sehr an der Kapsel gezerrt wird. Diese Falten dürfen bei anderen Bewegungen, bei denen sie nicht gebraucht werden, zum Beispiel beim Heben des Arms, natürlich nicht eingeklemmt werden.

Dafür haben wir eine wichtige Helferin, die uns noch öfter begegnen wird, deshalb werde ich sie Ihnen hier vorstellen. Es ist die *Supraspinatussehne* mit dem dazugehörigen Muskel. Ein langer Name; es lohnt, zu gucken, woher er kommt. So viel vorweg: Mit Spinat hat es nichts zu tun.

Sehnen sind immer nach den Muskeln benannt, die sie mit einem Knochen verbinden. Der dazugehörige Muskel heißt also *Supraspinatusmuskel*. Aber warum heißen die beiden so? *Supra* heißt »oben«, und oben am Schulterblatt sitzen die beiden auch. Aber *Spina*?

Schauen wir uns das Schulterblatt, den größten Knochen der Schulter, kurz an. Er ist eher flach. Aber es gibt doch deutlich erkennbare Formen und Elemente. Eine davon ist die *Spina scapulae*, das bedeutet »Gräte des Schulterblatts«. Was, wir haben eine Gräte im Körper? Sogar mehrere! Diese ist ein Knochengrat, also eine lange schmale Erhebung, die auf der Rückenseite des Schulterblatts verläuft.

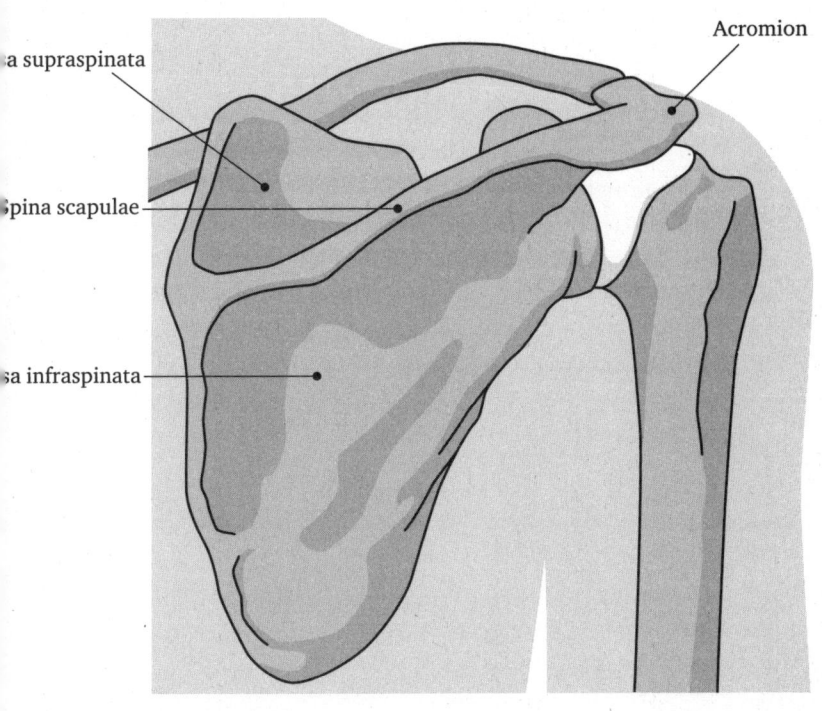

Die Knochen des Schultergelenks

Die Gräte (*spina*) teilt das Schulterblatt in zwei verschieden große, flache »Gruben« (lateinisch *fossa*). Die obere heißt *fossa supraspinata*, also »Grube oberhalb der Gräte«, und hier hat der hilfreiche Muskel seinen Ursprung, also kommt auch sein Name von hier. Entsprechend heißt der Muskel der unteren Grube *infraspinatus*.

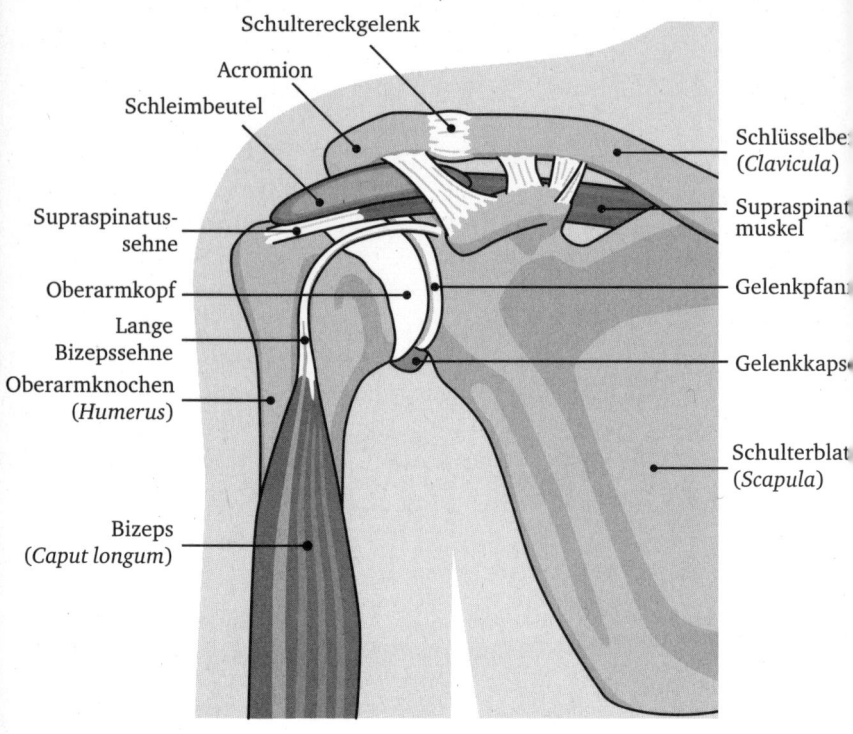

Anatomische Darstellung des Schultergelenks, unter anderem mit dem Acromion und dem Schultereckgelenk als Teilen des Schulterdachs

Die Supra- und Infraspinatus-Struktur muss von allen Sehnen und Muskeln des Schultergelenks die höchsten Belastungen aushalten. Die beiden zusammen heben den Arm und halten das ganze Gelenk im Zentrum der Gelenkpfanne. Und für diesen Job hat die Supraspinatussehne nicht gerade einen Logenplatz bekommen. (Na klar, immer die, die am schwersten arbeiten …) Sie hat es ziemlich eng da in ihrem Gang zwischen der Kugel des Oberarms und dem Schulterdach direkt darüber. Und heben wir den Arm, wird der Zwischenraum noch kleiner. Fast stößt der große Gelenkkopf oben an. Die Sehne droht eingeklemmt zu werden. Ebenso der Schleimbeutel.

Die Schulter, ein muskelgeführtes Gelenk

Falls Sie das vorige Kapitel über die Hüfte gelesen haben, wissen Sie schon, wie sich Hüfte und Schulter in ihrem Charakter gleichsam gegenüberstehen. Wie bereits erwähnt, sitzt der große Gelenkkopf (Oberarmkopf) der Schulter in einer kleinen Gelenkpfanne und muss dort während all den ausladenden Bewegungen der Arme mit entsprechendem Kraftaufwand festgehalten werden. Nur unsere Muskeln halten den Oberarmkopf in der Pfanne, und sie tun das auf eine elastische und aktive Weise. (Sie erinnern sich: Bei der Hüfte und dem Knie halten Bänder. Stramm und passiv.)

Deshalb ist die Schulter unser beweglichstes Gelenk. Sie hängt frei über dem Brustkorb, nur in einer Muskelschlinge, und wird hin und her bewegt; das Schulterblatt ist nirgends fest angewachsen. Es gibt nur eine einzige knöcherne Verbindung, über das Schlüsselbein, die aber keine echte Gelenkfunktion mehr hat.

Die verschiedenen Muskeln führen zur Wirbelsäule, zu den Knorpelansätzen und zu den Rippen. Wenn einer der Muskeln, die die Schulter halten, gelähmt oder durch zu wenig Bewegung zurückgebildet ist, besteht kein sicherer Halt des Schulterblatts mehr.

Das Schultergelenk hat nur vier Bänder und deren Rolle ist verhältnismäßig schwach, vor allem im Verhältnis zu den Kräften, die wirken. Sie helfen ein wenig bei der Stabilisierung des Gelenks, bei der Führung jedoch spielen sie gar keine Rolle.

Wie gut es unseren Schultern geht, hängt also wieder von den Muskeln ab. Nicht nur indirekt, wie bei den anderen Gelenken, sondern ganz direkt: Je besser und ausgewogener die Muskeln trainiert sind, desto weniger Ärger machen unsere Schultern.

Was kann schiefgehen?

Die große Stärke der Schulter, ihre enorme Beweglichkeit, bringt zugleich ihre Schwäche mit sich. Die Stabilität kommt ausschließlich aus dem sogenannten »Weichteilmantel«, also von allem, was nicht Knochen ist. Die Muskeln tun, was sie können, ebenso die Sehnen und Bänder, aber sie sind nun mal keine Knochen. So ist das Schultergelenk leider anfällig für Verrenkungen und Aus-dem-Gelenk-Rutschen.

Die sogenannte *Rotatorenmanschette*, bestehend aus vier Muskeln mit ihren Sehnen (darunter der bereits vorgestellten Supraspinatussehne), umhüllt das Schultergelenk wie ein fester Mantel. Werden die Muskeln – durch Nichtbenutzung – immer schwächer, gelingt die Feinabstimmung nicht mehr, und der von ihnen gehaltene Oberarmkopf »wandert« langsam aus dem Zentrum der Gelenkpfanne heraus nach oben.

Man nennt das einen »funktionellen Schulterhochstand« – was leider nur so klingt wie eine Akrobatikübung. Jetzt drückt er die Sehne, die über ihm verläuft, an den Knochenrand des Schulterblatts, das sogenannte Schulterdach. Jedes Mal, wenn wir den Arm heben. Berufstätige, die über Kopf arbeiten, sind also besonders betroffen.

Diese Fehlstellung wird von einer Verkürzung der Muskulatur begleitet. (Das ist schlecht, aber daran kann man noch etwas verändern: durch Training.)

Wir bemerken die Abnutzung der Sehne nicht sofort: Sie besteht aus einem festen Bindegewebe, das recht stabil ist. Scheuert der Oberarm aber jahrelang immer wieder an der Sehne, wird sie irgendwann doch geschädigt.

Aufgerieben ...

Die Supraspinatussehne bekommt zuerst kleine Risse und kann, wenn es jahrelang so weitergeht, schließlich komplett durchreißen – durch ein sogenanntes *Bagatelltrauma*. Bei einem Sturz kann auch die gesunde Sehne reißen, wenn der Betroffene sich instinktiv mit den Händen abstützt. Eine vorgeschädigte Sehne kann aber auch schon beim Heben einer Getränkekiste reißen – oder bei einer Bagatelle wie dem Hochheben einer Akte.

... eingeklemmt ...

Schlimm wird es, wenn aufgefaserte oder lose Enden der gerissenen Supraspinatussehne an der engen Stelle, also zwischen dem Oberarmkopf und dem Schulterdach, eingeklemmt werden. Spätestens dann entzündet sich das Gewebe.

... und weg ist die Sehne!

Unglaubliches geschieht in dem kleinen Ort Shoulder im Mittleren Westen: Immer wieder verschwinden Sehnen und Muskeln spurlos! Die Bewohner stehen vor einem Rätsel. Die müssen doch irgendwo geblieben sein? Die Antwort ist schockierend! Lesen Sie weiter im nächsten Abschnitt und in der unglaublichen Fallgeschichte. Jetzt schon kann ich Ihnen verraten: Es gibt kein Happy End. Die Bewohner von Shoulder bekommen ihre Muskeln und Sehnen in diesem Leben nicht zurück.

Kraftloser Arm

Wenn in der Rotatorenmanschette (siehe oben) drei oder sogar alle vier Sehnen gerissen sind (der dramatische Name dafür lautet *Massenruptur*) und dies erst entdeckt wird, wenn der Supraspinatusmuskel bereits seit einiger Zeit nicht mehr benutzt wurde, hat man im wahrsten Sinne des Wortes ein fettes Problem. Denn ein unbenutzter Muskel verwandelt sich zügig in – Fett. Irgendwann ist der Armheber-Muskel schlicht nicht mehr vorhanden. Es ist dann also nicht mehr so, dass das Arm-Heben schmerzhaft ist und man es deshalb vermeidet. Es geht einfach gar nicht mehr!

Zur originellen operativen Lösung des Problems siehe Kapitel »Therapie«.

Eine wahre Geschichte

Ein älterer Herr kam erst zu mir, als es schon zu spät war, um seine geschädigte Supraspinatussehne »normal« zu therapieren. Jahrelang hatte er die Schulterschmerzen ertragen. Er wusste nicht, dass der Riss in seiner Sehne stetig größer geworden war, und dass die Sehne, einmal unbrauchbar, sich regelrecht auflöst. Er wusste nicht, was daraufhin mit dem dazugehörigen Muskel passiert. Der Körper ist ein Minimalist. Alles, was nicht benutzt wird, baut er ab. Der Supraspinatusmuskel verfettete und war praktisch nicht mehr vorhanden. Er konnte nun nicht mehr das tun, was er tun sollte: den Arm heben, das Gelenk zentrieren.

Der bedauernswerte Patient hatte dieses Problem in beiden Schultern. Er konnte seine beiden Arme nicht mehr heben. Was bedeutete das? Er konnte sich nicht mehr die Haare kämmen. Er konnte keinen Teller aus dem oberen Regal holen. Er konnte sich nicht selbst die Haare waschen. Es war, wie wenn bei einer Marionette die Fäden durchgeschnitten sind.

Wie oft heben Sie den Arm, um etwas damit zu tun? Sie achten sicher nicht darauf. Wie zieht man sich ein Unterhemd an, ohne die Arme zu heben?

> Ich operierte den Mann an der einen Schulter. Er war glücklich, dass er mit einer Hand wieder alle diese Dinge tun konnte.
>
> Aber dann passierte etwas: Der Mann, er lebte allein, rutschte in der Badewanne aus. Und konnte sich nicht mehr aufstützen, um aufzustehen. Der eine Arm, den er nach der OP wieder benutzen konnte, reichte nicht aus. Er versuchte es immer wieder, aber immer wieder glitt er zurück. Es gelang ihm nicht, aus der Badewanne herauszukommen.
>
> Es war Winter, und das gekippte Badezimmerfenster ließ frostige Luft herein. Volle drei Tage lag der Mann in der Badewanne; er riss den Duschvorhang herunter, um sich zuzudecken. Trotzdem ist er fast erfroren.
>
> Schließlich schaute ein Nachbar nach ihm, der sich fragte, wo er so lange abgeblieben war. Und rettete ihm so das Leben.
>
> Danach kam der Patient zu mir, erzählte mir die ganze Geschichte und bat: »Operieren Sie auch die andere Schulter. Bitte sofort!« Das tat ich natürlich, und er konnte wieder beide Arme benutzen.

Frozen Shoulder

Die zeitweilige Versteifung einer Schulter, die vor allem Frauen um die Fünfzig befällt, hat eine entzündliche Ursache. Wenn sie dann wegen ihrer Schmerzen den Arm immer weniger bewegen, wirkt sich das in weiterem Abbau von Sehnen und Muskeln aus. Außerdem schrumpft die Gelenkkapsel. Deren Falten können verkleben und sich entzünden – das ist wieder schmerzhaft, und das Gelenk schrumpft weiter zusammen und wird nach und nach immer steifer und unbeweglicher. Deshalb sollte man baldmöglichst mit einer schonenden Therapie beginnen. (Siehe Kapitel 12.) Ansonsten gibt es die Erfahrung, dass die *Frozen Shoulder* auch von selbst verschwinden kann. Allerdings dauert das etwa ein Jahr. Und so lange möchte niemand die erheblichen Schmerzen ertragen.

»Kalkschulter«

Manchmal lagert sich im Schultergelenk Kalk ein, der zu schlimmen Schmerzen führen kann – und zwar unabhängig vom Alter und von vorherigen Verletzungen. Wieder einmal ist mangelnde Bewegung schuld. Sie führt zu verminderter Durchblutung. Meine Hypothese: Der pH-Wert sinkt, sodass der im Blut vorhandene Kalk ausfällt und kristallisiert. Der Kalk bricht in den darüberliegenden Schleimbeutel ein und führt zu schmerzhaften Entzündungen.

Übrigens haben viele Patienten eine Kalkschulter und wissen es gar nicht. Je nach Menge der Kalkkristalle und der Enge im Gelenk kann es mehr oder weniger wehtun.

In manchen Fällen, aber nicht immer, löst sich das Kalkdepot irgendwann auf, wird also resorbiert. Das ist stets von einer heftigen Entzündung begleitet und kann zu plötzlichen massiven Schmerzen ohne merkbaren Auslöser führen. Ob Schmerzen auftreten und wie stark, hängt unter anderem davon ab, wie groß die Kalkmenge ist, die sich abgelagert hatte.

Impingement

Mit dem englischen Wort für »Beeinträchtigung« wird im Falle der Schulter das schmerzhafte Einklemmen der Sehne und des Schleimbeutels bezeichnet. Es gibt zwei Varianten dieses Problems, das *intrinsische* und das *extrinsische Impingement*. »Intrinsisch« bedeutet »von innen kommend«, mit »extrinsisch« meint man eine von außen kommende Ursache. Im Falle des Schultergelenks meint »intrinsisch«: Die Anatomie des Gelenks ist zwar in Ordnung, aber es liegt ein muskuläres Ungleichgewicht vor.

Verursacht wird es durch ungleichmäßigen Gebrauch oder einseitiges Training. Wenn ein Muskel übermäßig belastet und dadurch vergrößert wird, drängt er – das alte Lied – den Gelenkkopf aus dem Zentrum der Pfanne nach oben, wo dieser dann die Sehne gegen den Schulterblattknochen quetscht.

Bei der extrinsischen Form wirkt eine außerhalb des Gelenks liegende anatomische Fehlstellung auf die Sehne ein. Entweder ist das äußere Ende des Schulterblattknochens, das *Acromion*, nicht flach, sondern bogen- oder hakenförmig. Dann reißt die Sehne daran kaputt. Oder die Sehne reibt sich an Knochenanbauten im Bereich des Schultereckgelenks auf, die sich im Rahmen einer Arthrose gebildet haben.

Verrenkung und Luxation

Wie bereits gesagt, ist der Gelenkkopf der Schulter – anders als bei der Hüfte – viel größer als die Pfanne. Er wird darin nicht festgehalten, sondern sie dient ihm eher als eine Art Widerlager. Die Pfanne ist zwar durch eine »Lippe« verstärkt, die das allzu leichte Herausrutschen des Gelenkkopfs verhindert, aber wenn eine große Kraft von außen auf das Gelenk einwirkt, etwa durch einen Sturz, starken Zug oder ähnliches, also irgendeine Art von Unfall, reißt die Kapsel aus und der Kopf steht neben der Pfanne. Genauer gesagt entweder vor (meistens) oder hinter der Pfanne. Das nennt man eine Ausrenkung oder auch Auskugeln oder Luxation – und es ist sehr schmerzhaft.

Die tiefere Ursache ist bei jüngeren Patienten oft eine angeborene Bandlaxität, also Schlaffheit – in der Fachsprache die *habituelle Schulterluxation ohne adäquates Trauma*; bei Älteren eine geschädigte Rotatorenmanschette: Der Oberarm wird nicht mehr stabil im Gelenk gehalten.

Ein ausgekugeltes Schultergelenk sollte so bald wie möglich eingerenkt werden. Außerdem muss festgestellt werden, ob die Gelenkkapsel eingerissen oder, was auch häufig vorkommt, die

Gelenklippe an der Gelenkpfanne abgerissen ist. Die Gelenklippe und die Kapsel sind beide extrem wichtig für die Stabilität des Gelenks und sollten zügig rekonstruiert werden. (Siehe Kapitel »Therapie«.)

Arthrose

Omarthrose, so der Fachbegriff für Abnutzung der Knorpelschicht im Schultergelenk, kommt nicht so häufig vor wie Arthrose im Knie und in der Hüfte. Auf den Schultern liegt nicht so hohe Last wie auf den unteren Extremitäten, sodass die normale Belastung nicht »reicht«. Zu einer Arthrose in der Schulter kommt es dann, wenn eine Verletzung (Oberarmbruch oder Sturz) oder ein Schaden an der Supraspinatussehne oder der Rotatorenmanschette vorausgegangen ist. Diese bringen das harmonische Gleichgewicht im Schultergelenk durcheinander, die Belastungen werden einseitig an bestimmten Stellen verstärkt.

Auch nach einer Luxation kann es zur Arthrose kommen, weil der Gelenkkopf nicht mehr stabil in der Mitte der Pfanne bleibt, sondern unkontrollierte Mikrobewegungen ausführt.

Zwischen dem Schulterdach und dem Schlüsselbein befindet sich das sogenannte Schulter-Eckgelenk. Seit wir auf zwei Beinen gehen, brauchen wir es eigentlich nicht mehr. Trotzdem tritt Arthrose hier häufig auf, verursacht meist durch einen Sturz auf die Schulter, wie er bei Ringern, aber auch bei Radfahrern und Ballsportlern häufiger vorkommt. Dabei kann das Schlüsselbein komplett luxieren.

Diagnose

Schmerzen in der Schulter, die über Wochen und Monate nicht vergehen, sollten ärztlich abgeklärt werden. Sie können damit schlimme Langzeitfolgen (kein Armheben mehr!) vermeiden. Eine eingeklemmte Sehne, Kalkablagerungen, ein eingeklemmter Schleimbeutel – das alles verursacht Entzündungen. Diese sind schmerzhaft. Wahrscheinlich bekommen Sie zunächst schmerzstillende Mittel, die auch entzündungshemmend sind.

Wie geht es meiner Sehne?

Vor 30 Jahren sagte die Orthopädie bei einer lädierten Supraspinatussehne nur: »Da kann man nichts machen.« Heute gibt es viel bessere diagnostische Möglichkeiten und auch differenzierte Therapien.

Wenn Sie Schulterschmerzen haben, fragt der Arzt Sie wahrscheinlich als Erstes, ob der Arm an Kraft verloren hat, und schaut, wie weit Sie ihn noch schmerzfrei heben können. Dabei bemerkt er auch, ob Sie verräterische Ausweichbewegungen machen. Die Vermutung – Kapsel entzündet, Schleimbeutel entzündet oder eine Verkalkung im Schultergelenk – wird dann durch eine Röntgenaufnahme bestätigt. Eine Kalkschulter kann man auch mit Ultraschall feststellen; dann muss man kein MRT machen. Das MRT braucht man nur, um die Supraspinatussehne zu checken und um zu sehen, wie hoch der Fettanteil im Muskel bereits ist, was wiederum Hinweise darauf liefert, wie lange und wie weit die Sehne schon beschädigt ist. Je früher der Riss festgestellt wird, desto besser sind die Aussichten (siehe Kapitel »Therapie«).

Arthrose oder Arthritis?

Arthritis als rheumatische Krankheit kann alle Gelenke betreffen, also auch die Schultern. Zum Abklären siehe Kapitel 11, dort geht es ausführlich um die Unterschiede und die Diagnose.

9 Die übrigen Gelenke: Hand, Ellenbogen und Fuß

Die Hand

In der Reihe unserer evolutionären Vorfahren gibt es unter anderem den *homo habilis* – den »geschickten Menschen«. Diese Bezeichnung verweist auf eine entscheidende Eigenschaft, die uns von den allermeisten Tieren unterscheidet: die Fähigkeit, mit unseren Händen komplexe und filigrane Dinge zu tun und zu erschaffen.

Infolge des aufrechten Gangs hat sich zwischen den Händen und den Füßen – die ursprünglich recht ähnlich angelegt waren – eine klare Arbeitsteilung ergeben, die sich auch auf die Nutzung und Beanspruchung der Gelenke auswirkt: Die Füße tragen die Last unseres Körpers, während die Hände ohne eine solche Dauerlast frei sind, um die Welt zu gestalten.

Das Handgelenk

Wir können unsere Hände bekanntlich sowohl drehen (Handfläche nach oben oder unten) als auch in Richtung der Handinnenfläche beugen oder in Richtung Handrücken strecken sowie in geringerem Maße auch nach rechts und links schwenken.

Diese extreme Beweglichkeit ist Voraussetzung für unsere Geschicklichkeit. Sie verdankt sich einem Zusammenspiel verschiedener, ziemlich komplexer Gelenke.

Das Drehen der Hand entspricht dem Drehen der Speiche um die Elle; die anderen Bewegungen besorgt das Handgelenk. Wobei »das Handgelenk« eine vereinfachende Bezeichnung ist. Es gibt zum einen das Gelenk, das die Speiche mit den Handwurzelknochen verbindet: *articulatio radiocarpalis*. Und zum anderen gibt es die *Handwurzel*, die aus acht Knochen besteht und ebenfalls Gelenkfunktion hat. Zwischen den Knochen sitzt ein weiteres Handgelenk (*articulatio mediocarpalis*); außerdem sind die Handwurzelknochen auch untereinander durch (einfache und nicht sehr bewegliche) Gelenke verbunden.

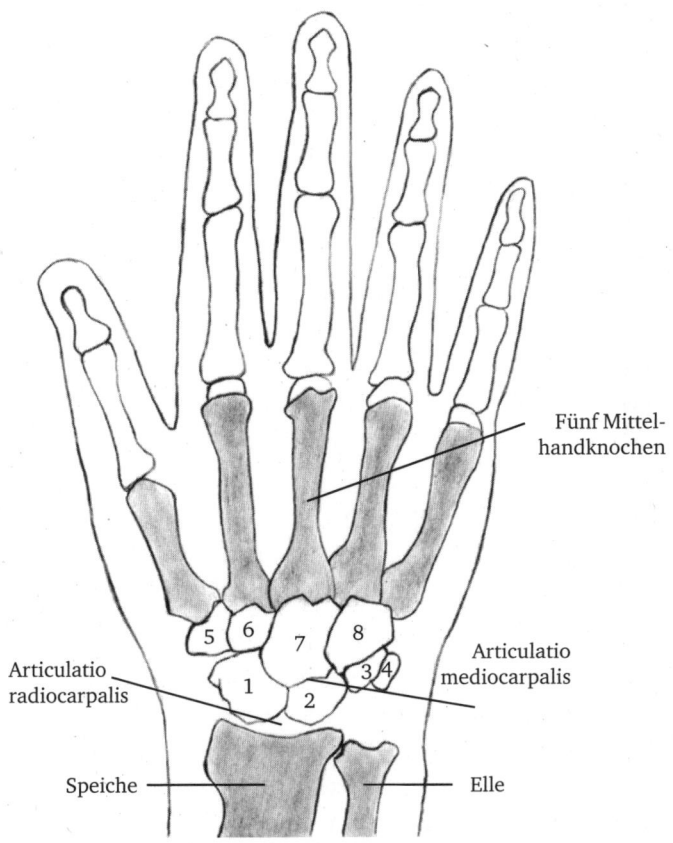

1) Kahnbein, 2) Mondbein, 3) Dreiecksbein, 4) Erbsenbein,
5) Großes Vieleckbein, 6) Kleines Vieleckbein, 7) Kopfbein, 8) Hakenbein

Die Knochen der Hand (schematische Darstellung)

Im Alltag sind unsere Handgelenke nicht so belastet, dass sich eine Arthrose bilden könnte – sie ist also recht selten in diesem Bereich. Gefährlich für die Handgelenke ist eher der Reflex, der bei einem Sturz dafür sorgt, dass wir uns mit den Händen abstützen. Damit werden der Kopf und die inneren Organe vor einem Aufprall geschützt – aber die Knochen der Hand sind nicht dafür ausgelegt, das ganze Körpergewicht abzufangen. Am ungeübtesten sind wir bei einem Sturz nach hinten – das Abstützen führt dann leicht zu einem Bruch. Wenn wir davon sprechen, wir hätten uns »die Hand« oder »das Handgelenk« gebrochen, meinen wir meist die Speiche (*radius*), also den größeren der beiden Unterarmknochen.

Wie eine solche *Radiusfraktur* behandelt wird, hängt davon ab, ob der Bruch auch eine Fehlstellung des Gelenks verursacht hat. Ist das nicht der Fall, genügt ein einfacher Gipsverband. Ansonsten muss man, um eine spätere Arthrose zu vermeiden, mit einer Platte arbeiten, die das Gelenk in der Stellung hält, in der es heilen soll. Die heutigen Platten sind »winkelstabil«: Die Schrauben haben an beiden Enden ein Gewinde und fixieren sich deshalb in der Platte wie »verschweißt«; so halten sie die fixierten Knochenstückchen in der korrekten Stellung.

Die kleine und harmlose Schwester des Handgelenkbruchs ist die *Verstauchung*. Es handelt sich um eine Einblutung in die Kapsel. Wenn keine Verletzung der Kapsel vorliegt, geht das von selbst wieder weg – so schwer vorstellbar das angesichts der Schmerzen anfangs auch sein mag.

Tückisch, weil oft unerkannt, ist der *Kahnbeinbruch*. Das Kahnbein ist einer der acht Handwurzelknochen. Es liegt an der Daumenseite in Richtung Unterarm und heißt so, weil seine Form mit ein bisschen Phantasie an die eines Kahns erinnert. Sowohl der früher gebräuchliche lateinische Name *os naviculare* bedeutet wörtlich »Kahnbein« als auch die heute gebräuchlichere griechische Variante *os scaphoideum*. (Ebenso seemännisch klingt übrigens die Bezeichnung für die Stelle direkt oberhalb des Kahnbeins: Die längliche Kuhle, die sich am Übergang vom Handrücken zum Daumen bildet, wenn man die Finger streckt und den Daumen abspreizt, heißt *Tabatière*, weil sie der ideale Platz für den Schnupftabak war, den unter anderem Seeleute früher gern zu inhalieren pflegten.)

Einen Kahnbeinbruch erkennt man oft nicht einmal auf dem Röntgenbild. Bleibt er unbehandelt, kann das fatal sein, weil ein gebrochenes Kahnbein, das man weiter bewegt, nicht heilt und permanente Schmerzen bereitet.

Und auch das früher übliche Eingipsen ist nur die zweitbeste Lösung, weil sich trotz Gips ein „Falschgelenk" ausbilden kann: Diese »sekundäre Knochenheilung« bedeutet, dass sich zwischen den verschobenen Bruchstücken des Knochens und um die Bruchstelle eine Art Manschette aus Faserknorpel bildet. (Dank desselben Mechanismus erlangen Tiere wie zum Beispiel Schafe nach einem Beinbruch binnen weniger Tage ihre Beweglichkeit zurück, was für sie ja überlebenswichtig ist.) Man kann den Knochen dann bald wieder belasten, aber es bleibt eine Fehlstellung, die spätere Komplikationen nach sich zieht. Deshalb sind bei einem Verdacht auf Kahnbeinbruch eine klinische Untersuchung (Tastbefund) oder eine Kernspin-Aufnahme Pflicht. Ist es gebrochen, wird es heute meist mit einer speziell zu diesem Zweck entwickelten Schraube so stabilisiert, dass eine primäre, also echte Knochenheilung möglich ist. Das ist auch deshalb praktikabel, weil man die Hand mit der Schraube drin heute nicht mehr so lange ruhigstellt wie früher. Diese Spezialschraube hat keinen Kopf, sondern zwei Gewinde-Enden mit – jetzt kommt der Clou – verschiedener Steigung, was die beiden Bruchstücke zusammenzieht. (Wenn Ihnen das zu kompliziert ist, fragen Sie einen Ingenieur Ihres Vertrauens ...)

Ein häufiges Leiden am Handgelenk ist das sogenannte »Überbein«. Dieser umgangssprachliche Name weist bereits auf das verbreitete Missverständnis darüber hin, was es mit einem solchen *Ganglion* auf sich hat. Es handelt sich nämlich nicht um einen unerwünschten Knochen (»Bein«), sondern um eine Ausstülpung (Zyste) der Handgelenkkapsel, die sich mit einer gelartigen Masse füllt. Wenn sie prall gefüllt ist, hat man einen deutlich erkennbaren Hubbel unter der Haut, der sich hart anfühlt und Spannungsschmerzen verursacht. Man kann die Flüssigkeit durch Punktieren absaugen, muss aber stets damit rechnen, dass die Zyste sich wieder füllt. Für eine nachhaltige Therapie muss man die Zyste entfernen und für den künftigen Druckabbau ein »Fenster« in die Kapsel schneiden.

Karpaltunnelblick

Die häufigste und bekannteste Komplikation im Bereich der Hand sind das *Karpaltunnelsyndrom* und seine Vorstufe, die *Sehnenscheidenentzündung*.

Die Handwurzelknochen (*karpos* ist übrigens das altgriechische Wort für »Handwurzel«) bilden einen Tunnel, dessen »Boden« (in Richtung Handinnenfläche) das Karpalband oder Bodenband bildet. Durch diesen Tunnel laufen sowohl die insgesamt neun Beugesehnen der Finger als auch der *nervus medianus*, der die ersten drei Finger und die Hälfte des vierten versorgt. Dieser Nerv ist für die »Feinmechanik« unserer Finger unerlässlich, die es uns beispielsweise ermöglicht, Knöpfe zu öffnen und zu schließen. Außerdem steuert er, wie fest wir zugreifen. Ein geschädigter *nervus medianus* ist beispielsweise schuld, wenn jemand ein rohes Ei viel zu fest packt und zerdrückt (was aber auch schon fast egal ist, weil er vorher die Porzellaneierbecher zu lasch angefasst hat, sodass sie ihm heruntergefallen und zersprungen sind).

Wenn die Beugesehen sich infolge einer Überlastung und Reizung verdicken, drücken sie auf den Nerv und lähmen ihn – mit den oben beschriebenen Folgen. Ein noch späteres Symptom ist eine Einschränkung der Daumenbewegungen. Denn der *nervus medianus* führt unter anderem zum Daumenballen, der sich bei einer Lähmung des Nervs allmählich zurückbildet, wodurch dem Daumen die erforderliche Muskelkraft vorenthalten wird. Zum Glück ist das lästigste Symptom des Karpaltunnelsyndroms zugleich das früheste, sodass Patienten in der Regel rechtzeitig zum Arzt gehen: Das nächtliche Kribbeln der Fingerspitzen nervt und verunsichert die meisten davon Befallenen doch ziemlich. Man könnte es als das »Kleine-Geschwister-Syndrom« bezeichnen: Es entsteht, weil im betroffenen Karpaltunnel im Ruhezustand Wasser in den entzündeten Sehnenscheiden eingelagert wird, die dadurch aufquellen und auf den Nerv drücken. Das genügt gerade, um ihn permanent, wie ein nerviger kleiner Bruder an der Zimmertür, ein bisschen zu reizen – gerade so viel, dass es zu einem dauerhaften Gekribbel reicht.

Zur Behebung des Syndroms wird das Bodenband durchtrennt, sodass der Druck auf den Nerv nachlässt und er sich erholen kann.

Scheiden tut weh

Die *Sehnenscheidenentzündung* betrifft nicht den Nerv, sondern »nur« die Beugesehen, meist in Höhe der Fingergrundgelenke.

Jede Sehne des Körpers ist umgeben von einer hauchdünnen Schutzschicht aus festem Kollagengewebe, der Sehnenscheide. Falls Sie sich fragen, was genau das Wort »Scheide« hier bedeutet: In der stocknüchternen Sprache der Anatomie heißt die Hülle um die Sehnen tatsächlich *vagina synovialis tendinis*. Das Wort »synovialis« weist übrigens auf die visköse Flüssigkeit hin, die den Raum zwischen den dünnen Häutchen füllt und das Gleiten der Sehne absolut reibungsfrei macht. In dieser Hinsicht gleicht die Sehnenscheide dem Schleimbeutel, den wir im Kapitel »Ellenbogen« vorstellen werden.

Bei einer Überbelastung der Sehne kann die Sehnenscheide sich entzünden, in der Folge vernarben und sich dadurch verdicken. Dann wird es eng. Die Überbelastung der Sehnen entsteht in der Regel durch extreme Anforderungen beim Sport oder durch immer gleiche Bewegungen bei der Arbeit. Jeden, der eine bestimmte Handbewegung mit einem gewissen Kraftaufwand viele Male am Tag ausführen muss, kann es erwischen – von der Geigerin bis zum Bäcker und vom Friseur bis zur Serviererin.

Die Behandlung besteht im Ruhigstellen (oft ein großes Problem, vor allem für Freiberufler, die auf die Arbeit am Computer angewiesen sind und so etwas wie Lohnfortzahlung und Krankengeld nicht kennen) sowie in der Bekämpfung der Entzündung. Notfalls muss man das der Entzündung nächstgelegene Ringband spalten, durch das die Sehne verläuft, um ihr mehr Platz zu verschaffen. Die fünf Ringbänder jeder Sehne sind verteilt über die einzelnen Mittelhandknochen und Finger. Das muss man sich in etwa vorstellen wie die Ringe einer Angel, durch die die Schnur gezogen ist, damit die Kraft der federnden Rute auf die Schnur übertragen wird. Im Falle der Fingersehnen sorgen die Ringbänder dafür, dass sich die Zugkraft auf alle Fingerknochen verteilt und die Haut nicht durch die Sehnen wie ein Segel aufgespannt wird.

Häuptling »Schnellender Finger«

Ein häufiges Problem, das ebenfalls die Beugesehen im Karpaltunnel betrifft, trägt den Karl-May-artigen Namen »Schnellender Finger«. Die Beugesehnen verdicken sich im Alter oft. Irgendwann fällt es ihnen so schwer, durch die Ringbänder zu gleiten, wie ihrem Besitzer nach 25 Ehejahren das Abziehen des Eherings. Beim Versuch, den Finger zu beugen, bleibt die Sehne zunächst hängen und wird dann plötzlich und ruckartig durch das Ringband gezogen. Und strecken kann man den Finger gar nicht mehr, weil die entsprechende Muskulatur zu schwach ist, um den Widerstand des scheinbar zu engen Ringbands zu überwinden. Das geht dann nur noch mit mechanischer Hilfe der anderen Hand.

Um das Problem zu lösen, wird das betreffende Ringband am Grundgelenk durchtrennt. Das kann man problemlos machen, weil die Angelrute (siehe oben) ja insgesamt fünf Ringe aufweist, um die Schnur zu führen.

Die Fingergelenke

Mit unseren beweglichen und sensiblen Fingern können wir unter anderem: tippen, musizieren, Lüsterklemmen zurechtfummeln, streicheln, die Klingel drücken, einen Hammer festhalten und den Nagel halten, basteln, das Radio behutsam ein winziges bisschen leiser stellen, das Garn einfädeln, gezielt die einzige Krokantpraline aus der vollen Schachtel stibitzen, blind eine Halskette oder auch einen BH öffnen, einen winzigen Keimling umtopfen etc. etc.

Gemeinsam haben alle fünf Finger der Hand

- die Fingergrundgelenke am Übergang von der Hand zum Finger
- die Endgelenke, die die vorderen Fingerglieder von den Mittelgliedern trennen

Der Daumen als kräftigster Finger hat im wahrsten Sinne des Wortes eine Sonderstellung – er steht den übrigen vier Fingern gegenüber. Das ermöglicht uns überhaupt erst Greifbewegungen. Auch sonst hat er eine eigene Konstruktion: Seine drei Gelenke liegen anders als bei den Fingern. Ihm fehlt das Mittelgelenk – dafür ist seine Verbindung mit der Handwurzel ein einzigartiges Gelenk, das *Daumensattelgelenk*.

> **»Musst du immer knacken?«**
>
> Die Menschheit teilt sich bekanntlich in zwei Gruppen: jene, die mit Hingabe an ihren Fingern ziehen, bis es laut vernehmlich »Knack« macht – und die, die das weder nachmachen noch ausstehen können. Sie verziehen angewidert das Gesicht und erheben mahnend den knackfreien Zeigefinger: »Du weißt aber, dass das total schädlich ist, oder?«
>
> Ist es nicht. Das Auseinanderziehen der Gelenke mit dem vakuumbedingten Knallgeräusch mag nicht schön sein, macht aber dem Gelenk nichts. Theoretisch könnte übrigens jeder knacken – bei manchen Menschen, den sogenannten Hypermobilen, geht es aber leichter. (Das sind die, die sich auch selbst schmerzfrei die Schulter auskugeln und wieder reindrücken können.) Fingerknacken ist also keine Gesundheits-, sondern eine Benimm- und Geschmacksfrage.

Fast jeder kennt das Phänomen **geschwollener Fingergelenke**. Zum Glück liegt dem längst nicht immer eine Erkrankung zugrunde. Dazu muss man wissen, dass die Finger für die Wärmeregulation unseres Körpers eine ähnlich große Rolle spielen wie beim Elefanten die Ohren und beim Hund die Zunge. Um schnell viel Wärme abgeben zu können, kann die Durchblutung der Finger bei Bedarf um das 600-fache gesteigert werden.

Geschwollene Finger haben wir beispielsweise, wenn wir vom Schlittenfahren zurück in die warme Stube kommen. Durch die Wärme werden die Gefäße weit gestellt und es wird mehr Blut herangeführt, als in der kurzen Zeit wieder abtransportiert werden kann.

Auch die mechanische Beanspruchung der Finger sorgt für ein Anschwellen des gesamten Weichteilgewebes – entweder zeitweilig, wie nach ungewohnter schwerer Arbeit, etwa im Garten, oder auch dauerhaft. Ich kann an der Fingerdicke meist schon erkennen, ob der Patient einem handwerklichen Beruf nachgeht (bzw. ein Fitnessstudio frequentiert) oder nicht: Die Finger eines Bauarbeiters sind in der Regel etwa doppelt so dick wie bei einem reinen Schreibtischhengst.

Aber wie im Kapitel »Arthrose und Arthritis« gezeigt, können geschwollene und schmerzende Fingergelenke natürlich auch auf ein Problem hinweisen.

Fingerpolyarthrose

Diese Form der Arthrose befällt vor allem Frauen (etwa viermal so häufig wie Männer), und zwar vor allem nach der Menopause. Die Fingergelenke schwellen an, verkrümmen sich und werden schließlich steif. Je nach Krankheitstyp sind mal vorwiegend die Endgelenke, mal die Mittelgelenke oder beide betroffen. (Die Grundgelenke der Finger werden eher von Arthritis befallen, nicht von Arthrose.)

Offenbar hat diese Form der Arthrose hormonelle Ursachen. Das wurde eher zufällig herausgefunden, als vor einigen Jahren viele Frauen wegen des bekanntgewordenen Brustkrebsrisikos ihre Hormonersatztherapie absetzten – und in der Folge auffällig oft an Finger-Polyarthrose erkrankten. Vorher war die Krankheit bei ihnen wohl durch die Hormongaben unterdrückt worden.

Arthrose ist also nicht, wie lange vermutet, ausschließlich eine Abnutzungskrankheit. Genetische, entzündliche und, wie gesehen, hormonelle Ursachen können ebenso eine Rolle spielen wie die mechanische Abnutzung der Knorpel.

Im Endstadium der Arthrose, bei zerstörter Knorpelschicht, ist das Gelenk völlig unbeweglich und schmerzt trotzdem weiter. Dann gibt es die Möglichkeit, das Gelenk einzusteifen: Die Gelenkflächen werden abgesägt und mit einer Schraube zwischen End- und Mittelglied zu einem Knochen zusammengefügt. Das ist die normale schulmedizinische Methode, das Lehrbuchwissen sozusagen.

Beim Endgelenk des Fingers (»Heberden-Arthrose«) stört uns die Versteifung funktionell nicht. Das Gelenk kann eh nur eine kleine Wackelbewegung ausführen, und wenn die wegfällt, beeinträchtigt das die meisten Menschen nicht – es sei denn, sie sind beispielsweise Musiker. Entscheidend ist, dass sich die Mittelgelenke und das Grundgelenk bewegen können, wir also trotzdem zum Beispiel einen Faustschluss machen können.

Durch diese Operation ist der Finger wieder gerade und schlank und der Schmerz ist weg.

Der Daumen

Wie bereits angedeutet, ist seine Besonderheit das Daumensattelgelenk – die Verbindung des Daumen-Mittelhandknochens mit dem Großen Vieleckbein (*Os trapezium*), einem der Handwurzelknochen. Das Daumensattelgelenk beginnt also am Handgelenk – und es ist außerordentlich kräftig. Zwar können wir sehr wohl auch feinmotorische Bewegungen damit machen, die äußerst exakt und sensibel sein können. Kaum jemand würde aber vermuten, welche Kraft in diesem Gelenk wirkt, wenn wir beispielsweise eine Flasche öffnen. Die Gelenkfläche ist klein, und wir haben schon am Anfang des Buches die Zahl genannt: Die Kraft von einer Tonne wirkt bei solchen zupackenden Tätigkeiten auf das Daumensattelgelenk.

Arthrose

Das mit den tonnenschweren Lasten auf dem Daumensattelgelenk geht viele Jahre lang gut. Irgendwann jedoch nutzt sich das Gelenk ab. Die Knorpelschicht schwindet, die Daumenbewegungen werden schmerzhaft. Das passiert besonders bei Menschen, die durch ihre Arbeit das Gelenk viel beanspruchen müssen, zum Beispiel am Presslufthammer oder ähnlichen Maschinen.

Alltägliche Handlungen werden immer schwieriger, die Greifkraft lässt nach. Tragen, Heben, Schreiben, Auswringen von Wäsche, Tür-Aufschließen werden irgendwann unangenehm und langwierig, schließlich unmöglich. Natürlich beeinträchtigt das auch die Arbeitsfähigkeit. *Rhizarthrose* ist der Name für die Arthrose des Daumensattelgelenks. Sie kommt sehr häufig vor.

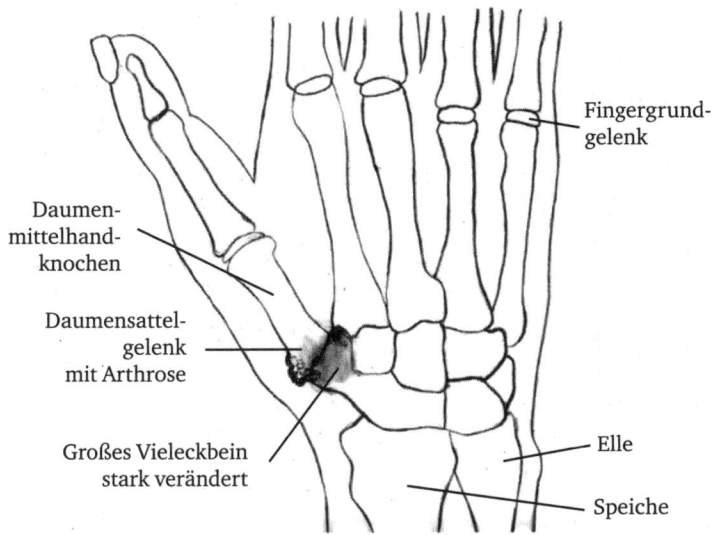

Daumensattelgelenk mit Arthrose

Therapie

Konservativ

Wie schon erwähnt, kann man Arthrose weder stoppen noch heilen, sondern allenfalls das Fortschreiten verlangsamen und etwas gegen die Schmerzen tun. Die das Gelenk belastenden Bewegungen und Tätigkeiten muss man dafür soweit irgend möglich reduzieren. Eine Mittelhand-Daumenschiene, die man auch nachts tragen kann, hält den Prozess auf und kann Linderung bringen. Die Krankheit hat auch lange Ruhephasen, in denen sie nicht voranschreitet. Entzündungshemmende Medikamente mildern die schlimmsten Symptome.

Operativ

Welche Art der Operation man wählt, hängt von den Prioritäten des Patienten ab: Soll die Kraft beim Greifen zurückkehren oder geht es vor allem um die Beweglichkeit?

Gelenkversteifung (Arthrodese)
Diese Möglichkeit wählt man, wenn möglichst viel Kraft wiederhergestellt werden soll und die Beweglichkeit eine untergeordnete Rolle spielt. Beispiele sind berufliche Erfordernisse wie bei einem Hufschmied, der den schweren Hammer schwingen muss, die Arbeit am Presslufthammer und dergleichen.

Endoprothesen
Man hat versucht, Ersatzgelenke aus verschiedenen Materialien (Kunststoff, Metall, Silikon) in das Daumensattelgelenk einzusetzen, jedoch waren die Ergebnisse nicht zufriedenstellend.

Resektions-Interpositions-Suspensions-Arthroplastik
Die Operation mit dem langen Namen ist da wesentlich besser. Man seziert am besten den Namen und betrachtet die verschiedenen Schritte nacheinander:

- *Resektion* bedeutet »Herausnehmen«. Das betrifft hier das »Große Vieleckbein«, also den Handwurzelknochen, der am Daumenknochen reibt. Bei einer Arthrose im Endstadium mit steifem Gelenk ist dieser Knochen so verändert, dass er der Beweglichkeit nicht mehr dienen kann.

- *Interposition* bedeutet »Dazwischen-Lagern« und *Suspension* bedeutet »Aufhängen«. Man schneidet dafür der Länge nach etwa ein Drittel einer Handgelenkbeugesehne aus der Nachbarschaft ab (die bleibt dann trotzdem funktionsfähig), führt dieses Sehnenstück zur Aufhängung durch die Basis des ersten Mittelhandknochens und lagert den gefalteten Rest als Puffer in der verbleibenden Lücke. So erreicht man eine neue Stabilität.
- *Arthroplastik* bedeutet Gelenkersatz.

Die Vorteile der Operation sind gute Stabilität (die eingesetzte Sehne bleibt da, wo sie ist), ausgezeichnete Langzeitergebnisse und natürlich Schmerzfreiheit. Der Nachteil ist ein gewisser Kraftverlust. Aber auf jeden Fall wird es besser als vor der OP.

Über weitere Behandlungsmöglichkeiten gibt das Kapitel »Therapie« Auskunft.

Der Ellenbogen

Der Ellenbogen als Verbindungsstelle von Ober- und Unterarm ist ein Scharniergelenk. Wir können also unsere Unterarme nur in eine Richtung bewegen, nämlich beugen – wie schon das Wort »Armbeuge« sagt. Trotzdem sind die knochigen Gesellen bekanntlich nach allen Seiten einsetzbar, wenn man die entsprechende Ellenbogenmentalität besitzt.

Probleme am Ellenbogen

Beschwerden mit dem Ellenbogen sind nur äußerst selten durch die Knochen oder das Gelenk selbst bedingt. Arthrose kommt beim Ellenbogen kaum vor, und wenn, dann meist als Folge von Verletzungen.

Ein häufiger auftretendes Problem sind Blockaden durch freie Gelenkkörper, also abgehobelte Teilchen, die durch die Gegend schwimmen und sich an den falschen Stellen festsetzen. Dies lässt sich oft durch »Rausschütteln« beheben.

Eine der unbeliebtesten Melodien überhaupt spielt uns der sogenannte »Musikantenknochen« vor: Wenn wir mit dem Ellenbogen gegen eine Tischkante, eine Türklinke oder ähnliches stoßen, wird uns vor Schmerzen kurz schwarz vor Augen, zugleich spüren wir ein merkwürdiges Kribbeln und ein Taubheitsgefühl, das vom hinteren Ellenbogen ausgeht und bis in den kleinen Finger reicht. Was da wehtut und kribbelt, ist nicht der Knochen selbst oder die Knochenhaut, sondern der *nervus ulnaris*. Er versorgt den kleinen Finger, die äußere Hälfte des Ringfingers und die Greifmuskulatur der Hand. Er verläuft in einer gut ertastbaren, leider nicht so gut geschützten Knochenrinne im Ellenbogen, dem *sulcus nervi ulnaris*. Wird der Nerv gereizt, zeigt er eine ziemlich hysterische Überreaktion und funkt ans Gehirn, es möge bitte sofort Großalarm und Hubschraubereinsatz vom Ellenbogen bis zur Hand auslösen.

Dieser Schmerz ist normalerweise eine zwar ärgerliche, aber nur Sekunden dauernde Episode. Bei manchen Menschen kann der Nerv aber dauerhaft gereizt sein und dadurch irgendwann ausfallen – was für das Greifen von Gegenständen eher ungünstig ist. Dies kann zum Beispiel Menschen treffen, die den *nervus ulnaris* reizen, indem sie im Schlaf darauf liegen. Auch das häufige Aufstützen des Unterarms auf Stuhllehnen und Tischen sowie das dauerhafte Dehnen kann ihn bei ungünstiger Anatomie zu sehr belasten. Wenn Polstern und Schonen nicht helfen und es sich zum Dauerproblem auswächst, muss man entweder das in der Nähe verlaufende Band verlegen, um dem Nerv eine Ausweichmöglichkeit zu schaffen. Oder man verlegt den Nerv selbst, und zwar nach vorne, also in die Ellenbeuge, sodass er bei einer Beugung des Arms künftig entspannt wird statt angespannt.

Beim **Tennisarm** *(*oder zeitgemäßer: der **Maushand***)* ist die Fingerstreckmuskulatur betroffen, die am äußeren Oberarmknochen (im Fachjargon: an den *Epikondylen)* entspringt. Sie ist oft verkürzt, weil wir diese Muskeln im Alltag so gut wie nie dehnen. Bei ungewohnten oder einseitigen Belastungen entsteht dann eine Dauerspannung, aus der irgendwann eine Entzündung folgt.

Der (deutlich seltenere) sogenannte **Golferellenbogen** ist das Pendant dazu: Diesmal sind die Finger*beuge*muskeln dran, die innen am Ellenbogen ansetzen. Auch sie werden selten gedehnt, sind also entsprechend verkürzt und belastet.

Als **Therapie** (und auch zur **Vorbeugung**) kann man jederzeit und überall die folgenden, ganz einfachen Dehnungsübungen machen: Ziehen Sie die Finger der betroffenen Hand bei gestrecktem Ellenbogen Richtung Körper in die Endposition und suchen Sie sich die Stellung mit dem höchsten Dehnungsschmerz. In dieser Position verharren Sie 10 Sekunden und wiederholen diese Übung nach jeweils 5 Sekunden Pause insgesamt fünfmal. Zur Therapie des Tennisellenbogens zeigt der Handrücken nach vorne, zur Therapie des Golferellenbogens die Handinnenfläche."

Schleimbeutelentzündung

Schleimbeutel gibt es an allen Stellen des Körpers, wo zwei Körperpartien aneinander vorbeigleiten. An vier Stellen im Körper ist diese Gleitschicht besonders wichtig, nämlich dort, wo die Haut oder eine Sehne direkt am Knochen liegen: Das ist am Ellenbogen der Fall (*Bursa olecrani* heißt der zugehörige Schleimbeutel*);* an der Hüfte, wo die *Bursa trochanterica* die flächige Sehne und den Knochen trennt; an der Schulter (*Bursa subacromialis*) und an zwei Stellen im Kniebereich: über der Kniescheibe (*Bursa praepatellaris*) und zwischen dem Schienbeinkopf und den drei darunterliegenden Sehnen (*Bursa pedis anserinae)*. Ihre Aufgabe ist, die Haut bzw. die Sehne(n) leicht und schmerzlos über den Knochen gleiten zu lassen.

Man kann die Schleimbeutel mit diesen superdünnen Zellophanschichten vergleichen, mit denen beim Metzger die hauchfein geschnittenen Scheiben vom Serranoschinken getrennt werden. Könnte man sich einen gesunden Schleimbeutel anschauen, würde man sich fragen, was der unappetitliche Name soll: Wie ein Beutel sieht er nicht aus, und von Schleim ist weit und breit nichts zu sehen. (Wie ein »Schleimbeutel« fühlt sich eigentlich eher der typische Erguss an, der sich bei einer Reizung außen am Ellenbogen bildet: Man hat beim Aufstützen das Gefühl, ein Gelkissen im Arm zu haben.)

Es handelt sich beim Schleimbeutel vielmehr um eine extrem feine, transparente »Verschiebeschicht«, die sich – etwa wie ein Kampfrichter im Boxring – zusammen mit der Haut und dem darunterliegenden Knochen (bzw. der Sehne) bewegt und die beiden auseinanderzuhalten versucht, wenn sie sich zu nahe kommen.

Und trotzdem hat der Name seine Berechtigung: Die Kampfrichterschicht besteht aus Schleimhaut – und es handelt sich tatsächlich um einen (superdünnen) »Beutel«, der die darin gebildete wässrige Flüssigkeit festhält. Der Sinn ist klar: Wenn sich Knochen und Haut (oder Sehne und Haut) doch mal zu nahe kommen, verwandelt sich die Zellophanschicht in einen Airbag und schmeißt sich dazwischen. Nach dem ritterlichen Motto: Besser ich oller Schleimbeutel entzünde mich als der Knochen oder die Sehne.

Wenn er gerade nicht entzündet ist, ist ein Schleimbeutel so fein, dass ihn selbst der Arzt bei einer Untersuchung kaum findet. Entzünden kann er sich nach Überanstrengung, Reizung oder Verletzungen, also etwa durch ungewohnte Belastungen oder Stürze. Wenn ein braver Büroarbeiter plötzlich zur Axt greift und 25 Festmeter Holz ohne mechanische Hilfe in handliche Scheite verwandelt, wird sich sein Schleimbeutel möglicherweise irgendwann melden – vielleicht auch erst Wochen oder Monate danach.

Meist helfen entzündungshemmende Medikamente dann schnell. Ansonsten muss man zur Cortison-Injektion greifen. Und natürlich die Ursache ab-, also die Axt wegstellen.

Die Schleimbeutel an den Ellenbogen leiden auch, wenn wir uns häufig aufstützen. Sie verdicken sich und bilden manchmal bleibende Narben.

Eine Berufsgruppe hat in den Schleimbeuteln am Knie besonders viele Narben. Das sind die Fliesenleger. Die »Verschiebeschicht« gleitet dann nicht mehr richtig und kann ihre Aufgabe nicht erfüllen. Bereitet das große Probleme, zum Beispiel Schmerzen und wiederkehrende Entzündungen, kann man den problematischen Schleimbeutel in einer kleinen Operation herausnehmen. Dies kann heute grundsätzlich endoskopisch, also ohne Hautschnitt gemacht werden. An der Stelle, wo der entfernte Schleimbeutel saß, bildet sich neues Gewebe, das seine Aufgabe übernimmt.

Höchste Wachsamkeit ist geboten, wenn sich eine bakterielle Entzündung in den Schleimbeutel einschleicht. Sein feucht-warmes Milieu ist die ideale Brutstätte für eine rasende Vermehrung der Erreger, die schnell richtig gefährlich werden kann. Mit heftigen, pochenden Entzündungsschmerzen sowie Rötung und Schwellung im Zweifel schnell zum Arzt oder ins Krankenhaus – der Schleimbeutel mit den bedrohlichen Keimen muss dann möglichst rasch entfernt werden.

Der Fuß

Angesichts des Zustands unserer Füße sind die meisten wahrscheinlich manchmal ganz froh, sie in Socken und Schuhen verstecken zu können. Wir gucken sie nicht richtig gern an, und andere sollen es möglichst auch nicht ... schon der Gedanke löst manchmal Naserümpfen aus. Wenn wir ehrlich sind, schenken wir unseren Füßen reichlich wenig Aufmerksamkeit. Das erkennt man schon an der Redensart »Das ist doch für die Füße« (also »für die Katz«).

Wo unsere Knie oder Schultern sind, wissen wir auf Anhieb. Auch die Fingergelenke haben wir dauernd vor Augen und im ständigen Einsatz. Ist nur eines der vielen Gelenke verletzt, die zu unseren Händen gehören, merken wir das deutlich.

Aber das Sprunggelenk? Wo war das nochmal genau? Und ist das eigentlich dasselbe wie das nur in der Umgangssprache verwendete »Fußgelenk«? Auch dass es sich um ein erweitertes Scharniergelenk handelt, schert die meisten vermutlich recht wenig. Etwas genauer Bescheid wissen meist nur die, bei denen das Sprunggelenk schon einmal gebrochen oder luxiert war oder die einen Bänderriss hatten.

Die Füße sind eben weiter weg und nicht so recht in unserem Fokus. Sind wir umgeknickt, humpeln und fluchen wir zwar ein wenig und spüren den Schmerz natürlich genau, aber wenn es irgendwie geht, ignorieren wir ihn. Viele Menschen leben und gehen Jahre, manchmal Jahrzehnte lang mit schmerzhaft verkrümmten Zehen.

Dabei hätten die Füße alle Aufmerksamkeit verdient. Nahezu ein Viertel aller Knochen des Körpers befindet sich hier unten. Unsere Füße sind genau so kompliziert aufgebaut wie die Hände und könnten bei entsprechender Übung auch so benutzt werden. (Kleine Kinder und Affen tun dies übrigens auch ganz selbstverständlich – sie greifen mit den Füßen fast ebenso geschickt wie mit den Händen.)

Die Füße und damit auch das Sprunggelenk spielen schließlich eine im wahrsten Sinne des Wortes tragende Rolle in unserem Leben: Sie tragen unser gesamtes Körpergewicht. Und bei jedem Schritt (! Bei jedem! Sie erinnern sich? Über 300 Millionen mal in einem Menschenleben) lassen sie es möglichst sanft auf der Erde aufkommen.

Wenn man ganz genau hinschaut und zählt, finden sich allein im Fuß **vierunddreißig Gelenke**, die für Beweglichkeit und Stabilität sorgen. Dazu kommen mehr **als hundert Bänder** für den Halt.

Die Last all unserer Fortbewegung liegt auf der relativ kleinen, verletzungsanfälligen Gelenkfläche des **Sprunggelenks** – sie ist gerade einmal zwölf Quadratzentimeter groß, muss aber bei bestimmten Bewegungen ein Vielfaches des Körpergewichts aushalten.

Der *worst case* für das Sprunggelenk ist die missglückte und unsanfte Landung eines Fallschirm- oder Gleitschirmspringers oder ein Sprung bzw. Sturz aus mehreren Metern Höhe, also zum Beispiel beim Bergsteigen oder aus dem ersten Stock. Dabei wird meist auch das untere Ende des Schienbeins mit zertrümmert, das ein »Dach« für das Sprunggelenk bildet. Eine höchst komplizierte Verletzung, die es extrem schwer macht, den alten, gesunden Zustand wiederherzustellen.

Fenstersturz – wie soll man landen?

Dass man möglichst nicht auf den Füßen landen sollte, wenn man mal aus größerer Höhe stürzt oder springen muss, sollte klar geworden sein – aber wie dann (wenn man es überhaupt beeinflussen kann)?

Vielfach geistert noch die Vorstellung herum, es sei das kleinste Übel, mit Ellenbogen und Knien aufzukommen – die würden dann zwar geprellt oder gebrochen, aber das sei immer noch besser als ein Schienbeinbruch. Den Orthopäden graust es natürlich bei der Vorstellung von bis zu vier zertrümmerten Gelenken, die für die Beweglichkeit der Arme und Beine zuständig sind. Wenn man einen Sturz irgendwie steuern kann, sollte man versuchen, mit zusammengehaltenen Beinen seitlich aufzukommen und sich abzurollen.

> Die Wucht des Aufpralls sollte möglichst auf mehrere Gelenke und Knochen verteilt, vor allem aber durch Muskeln abgefangen werden. Der immer noch wirkungsvollste Rat ist aber: Lieber nicht aus solcher Höhe springen oder fallen …

Wenn man sich so einen Fuß und seine Aufgaben genau ansieht, stellt man fest, dass es pro Fuß nicht nur ein Sprunggelenk gibt, sondern zwei: das obere und das untere.

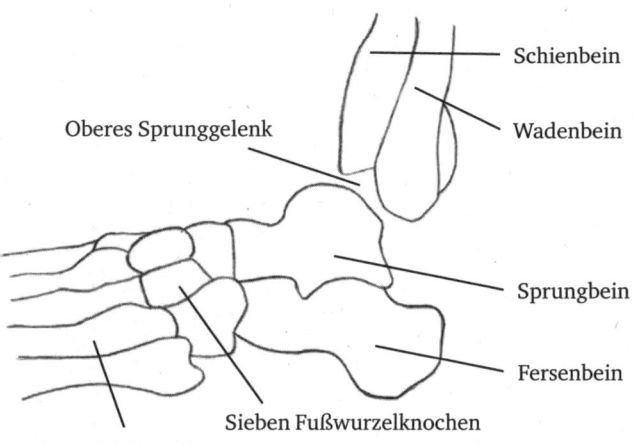

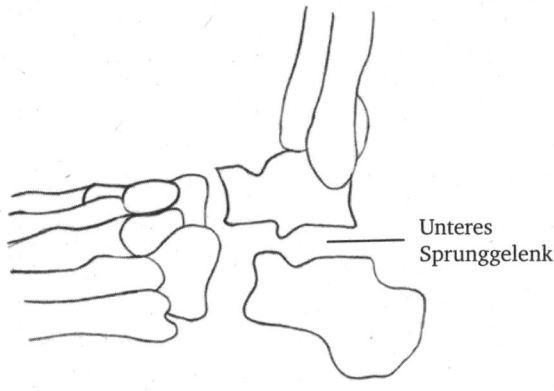

Unteres Sprunggelenk

Auf einem Röntgenbild des Fußes erkennt man schnell, dass der Fuß aus sehr vielen einzelnen Knochen besteht.

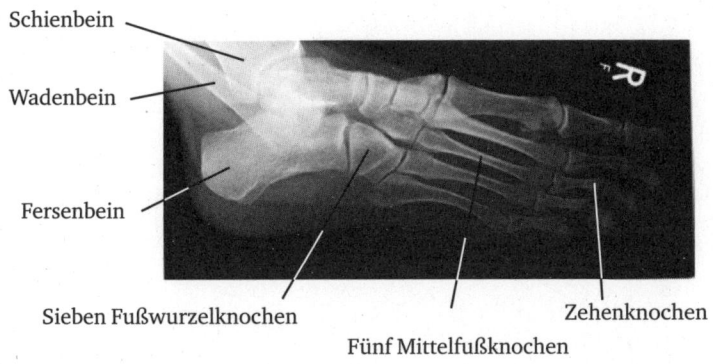

Schienbein
Wadenbein
Fersenbein
Sieben Fußwurzelknochen
Fünf Mittelfußknochen
Zehenknochen

Dazu kommen – auf dem Röntgenbild nicht sichtbar – zahlreiche komplizierte Muskeln und Bänder am Innen- und am Außenknöchel. Sie sorgen im gesunden Zustand zuverlässig dafür, dass die sensible Statik des Fußes erhalten bleibt.

Welche Bewegungen können unsere Füße überhaupt machen? Das obere Sprunggelenk erwischen Sie bei der Arbeit, wenn Sie

Ihr Bein mal ein wenig hochhalten und die Fußspitze auf- und abbewegen. Es ist also für Heben und Senken, Beugen und Strecken des Fußes zuständig. So kann es den Fuß beim Gehen abrollen lassen und stößt ihn beim Springen (daher natürlich der Name) regelrecht in die Höhe.

All dies sind aber nur Nebeneffekte der eigentlichen Aufgabe des oberen Sprunggelenks: Es ermöglicht uns – in vertrauensvoller Zusammenarbeit mit der Wadenmuskulatur – das schnelle Laufen. Und ebenso wichtig vor steilen Abgründen und Bordsteinkanten: das »Abbremsen«, also das allmähliche Abrollen des Fußes in der »Landephase« jedes Schritts. Das erledigen die Schienbeinmuskeln. In der Regel merken wir davon nichts – nur bei langem Bergabgehen kriegen wir an dieser ungewohnten Stelle Muskelkater, weil der Fuß bei jedem Schritt in einer schräg nach unten zeigenden Stellung gehalten werden muss und nicht, wie sonst, waagerecht.

Außerdem kann der Fuß seitlich gekippt werden. Dafür ist das untere Sprunggelenk zuständig – womit es dafür sorgt, dass wir uns auf unebenem Boden bewegen können. Und schließlich können wir den Fuß auch drehen, also mit den Zehen nach innen oder außen zeigen. Das leistet das Mittelfußgelenk in Zusammenarbeit mit dem Knie.

Die **Zehengelenke** benötigen für das richtige Abrollen, also das gesunde, schöne Gehen, uneingeschränkte Beweglichkeit. Im Lauf unseres Lebens nimmt diese Beweglichkeit ab. Ein wichtiger Grund sind zu enge Schuhe. Zehen, die falsch stehen, machen das Gehen mühsam und schmerzhaft. Übrigens können durch das häufige Tragen von Schuhen mit zu engen Fersenkappen die Fersen wachsen. Die Reizung veranlasst das *Periost*, also die Knochenhaut, für vermehrte Duchblutung zu sorgen – und das Blut führt nun mal die Baumaterialien heran, die für die Knochenbildung gebraucht werden, und signalisiert so: »Helme auf und loslegen!« In diesem Fall ist das unerwünscht – aber wenn man Baustoffe auf eine Baustelle liefert, obwohl der Rohbau eigentlich fertig ist, darf man sich nicht wundern, wenn die Arbeiter dann eben noch einen Erker anbauen.

Ob es das wert ist, modische und unbequeme Schuhe zu tragen, muss jede(r) für sich entscheiden. Schuhe, die die natürliche Form und Stellung des Fußes eher verhöhnen als unterstützen, bleiben nun mal nicht ohne Folgen. (Mehr dazu weiter unten bei *Hallux valgus*.)

Unsere Füße sehen nicht platt aus wie die von Elefanten, sondern sie sind gewölbt. (Wenn man es anatomisch genau nimmt, haben übrigens auch Elefanten keine Plattfüße, sondern sie laufen sogar wie Balletttänzer auf den Zehenspitzen. Der Rest ist Polsterung.)

Genau betrachtet haben wir pro Fuß nicht nur ein Fußgewölbe, sondern zwei. Sie dienen uns als Stoßdämpfer. Angeordnet sind sie wie in einer Kirche mit kreuzförmigem Grundriss: Eines in Längsrichtung des Fußes, und vorne, wo die Zehen beginnen, ein Quergewölbe. Dadurch wird unser Körpergewicht auf drei Punkte verteilt:

- Die Ferse
- Das Grundgelenk der Großzehe (auch Großzehenballen genannt)
- Das Grundgelenk der kleinen Zehe (der Kleinzehenballen)

Wie halten sich eigentlich diese Gewölbe trotz des großen Gewichts, das darauf lastet? Das schaffen alles Muskeln, unterstützt durch Bänder. Eigentlich eine gute Nachricht, denn es bedeutet, wenn wir die Fußmuskeln BENUTZEN und damit trainieren, können wir etwas TUN. Fußschmerzen sind kein Schicksal, das uns unweigerlich trifft.

Bei fast allen in der Zivilisation lebenden Menschen sind die Muskeln jedoch zusammen mit Sehnen, Bändern und allem anderen in den Schuhen eingesperrt und werden dort zum großen Teil ruhiggehalten.

Wieso ruhig? Wir benutzen sie doch beim Gehen, egal ob in Schuhen oder nicht. Klar, auch für das Gehen in Schuhen brauchen wir ein paar Muskeln. Aber eben längst nicht alle, die der Fuß zu bieten hat.

Das fein abgestimmte Zusammenspiel der verschiedenen Muskeln und Bänder – ein Kunstwerk, wenn man es sich einmal genau anschaut – wird beim Laufen in Schuhen einfach nicht gewürdigt. Wir spielen nicht auf diesem bewundernswerten Instrument, sondern trampeln mehr oder weniger darauf herum.

Auch deshalb ist Tanzen übrigens etwas Feines – da passieren mal ein paar andere Sachen mit den Füßen. Idealerweise sollte man natürlich barfuß tanzen statt in hochhackigen Tanzschuhen ...

Verletzungen und Therapie

Die häufigste Verletzungsursache sind bestimmte Sportarten. Jede fünfte Sportverletzung betrifft die Sprunggelenke. Aber nicht nur beim Sport sind die Fußgelenke in Gefahr.

Umknicken – das kennen wir alle. Bordsteinkante übersehen – zack! Unaufmerksam aus dem Zug ausgestiegen – autsch! Treppenstufe übersprungen – aaaah! Obwohl unsere Sprunggelenke mit einer kräftigen Gelenkkapsel und einem ebensolchen Bandapparat gegen Querbewegungen gesichert sind, passiert das ab und zu – bei Menschen mit weichem Bindegewebe übrigens öfter als bei anderen.

Nach einem solchen Umknicken kann man viel falsch machen für die Zukunft. Wenn das Missgeschick so heftig war, dass die Kapsel, also das Außenband, angerissen ist, wird das Gewebe an dieser Stelle gedehnt, also verlängert. Und dasselbe gilt für Narben. Gönnt man dem Fuß keine Ruhe und Schonung, verheilt die Narbe in diesem verlängerten Zustand. Dadurch wird das Gelenk instabil – man hat ein sogenanntes »Schlottergelenk«, mit dem man immer öfter umknickt, wodurch man jedes Mal den Knorpel beschädigt, was wiederum Arthrose zur Folge hat.

Bei häufigem Umknicken können Einlagen oder einseitige Schuh-Außenrand-Verbreiterungen helfen.

Das Kind kommt humpelnd und mit schmerzverzogenem Gesicht vom Sport nach Hause. Jetzt sollte schnell geklärt werden, was es hat. Der Arzt stellt eine Diagnose. Wie erkennt man, ob ein Band gezerrt, eingerissen oder gerissen ist? Zuerst wird getastet und der Fuß vorsichtig bewegt. Daran erkennt der Arzt, ob und welches Band betroffen ist. Natürlich müssen ein Knochenbruch und die Absprengung eines Knochenstücks ausgeschlossen werden, gegebenenfalls durch eine Röntgenaufnahme.

Um eindeutig festzustellen, ob ein Bänderriss vorliegt, müsste ein MRT (auch Kernspin genannt) gemacht werden. Darauf wird jedoch häufig verzichtet, da in den meisten Fällen auch bei einem Bänderriss nicht operiert werden muss. Man behandelt Bänderverletzungen immer konservativ – und stets so, als sei das Band gerissen.

Eine wichtige Ausnahme ist hier die Bandverbindung zwischen dem Schienbein und dem Wadenbein, das *Syndesmoseband*. Bei einer gerissenen Syndesmose klafft die »Gabel« zwischen Schienbein- und Wadenbein-Ende auseinander. Es gibt einen Knochen, der von dieser Gabel gehalten wird, das sogenannte Sprungbein. Es kippt bei gerissenem Syndesmoseband hin und her, und diese Fehlbelastung kann, wenn sie nicht behandelt wird, später zu einer Arthrose führen.

Entsteht also bei der klinischen Untersuchung (Tastuntersuchung) der Verdacht auf einen Riss der Syndesmose, weil der Schmerz nicht, wie bei den meisten Bänderverletzungen, im Außenbandbereich ist, wird ein MRT gemacht und notfalls operiert.

In den meisten Fällen eines verletzten Sprunggelenks genügt eine *Orthese*, also eine Art Schiene, mit der man laufen kann und die die Außenkippung des Gelenks sechs Wochen lang verhindert. Man nennt das eine *frühfunktionelle Behandlung*. Sie ist üblich, seit man vor etwa 15 bis 20 Jahren aufgehört hat, bei Bänderrissen zu operieren. Nach den sechs Wochen ist der Riss – wenn es denn einer war – in den allermeisten Fällen verheilt, die Schmerzen sind verschwunden, das Gelenk funktioniert wieder einwandfrei.

In den 90er Jahren erschien eine große Studie zum Thema Operieren. Man verglich die Heilung bei Orthese und Operation – sie war gleich gut. Das bedeutet: Man kann sich die Operationen sparen. Seither nimmt man lieber gleich die Orthese.

Eine Ausnahme sind Hochleistungssportler, bei denen es auf eine schnelle, optimal betreute Heilung ankommt. Hier wird ein Bänderriss in jedem Fall operativ angegangen.

Nun sollte gut trainiert werden. Physiotherapie ist in jeden Fall zu empfehlen, um Folgen der Verletzung wie anhaltende Schmerzen, Bewegungseinschränkungen oder eine bleibende Instabilität zu vermeiden. Je regelmäßiger die Muskeln beansprucht werden, desto besser können sie das Gelenk von nun an stabilisieren und ähnliche Verletzungen in Zukunft vermeiden helfen.

Ein kleiner Prozentsatz von Patienten, die konservativ behandelt wurden, wird am Ende doch eine Operation benötigen. Bei einem verletzten Sprunggelenk heißt das: Wenn Sie nach etwa drei Monaten Orthese noch starke Schmerzen haben, gehen Sie nochmals zum Arzt und bestehen Sie auf einem MRT. Vielleicht ist eine ungünstige Narbenbildung im Gelenk die Ursache, oder ein verlängertes Band.

Sie werden die Frage haben: »Was kann ich nach der Heilung außer Training noch tun, um eine erneute Verletzung des Sprunggelenks zu vermeiden?« High-Impact-Sportarten (siehe Kapitel 5) sind generell gefährlich für Ihre Gelenke. Beim Fußball droht Überforderung durch Rennen, Stoppen, Drehen und Kicken. Bei

Basketball und Volleyball landet man häufig auf dem gegnerischen Fuß und knickt um.

Hallux valgus, der gequälte Zeh

Am meisten leiden unsere Füße wohl unter zu engen, spitzen Schuhen. Diese zu tragen sind Frauen offenbar irgendwie verpflichtet, und viele tun es mit großem Vergnügen, obwohl die Füße bald zu schmerzen beginnen. Die Zehen werden zusammengedrückt und der Vorfuß wird viel zu sehr belastet, die ganze Zugrichtung der Bänder und Sehnen wird in die falsche Richtung gelenkt. Die Schäden werden von Jahr zu Jahr größer und können irgendwann, wenn wir (ja wir, hier meldet sich noch einmal die Co-Autorin) vernünftig geworden sind, nicht mehr durch Gesundheitsschuhe und Einlagen beseitigt werden, sondern nur durch eine Operation. Wir hören sie gar nicht gern, die Worte Spreizfuß, Senkfuß, Plattfuß. Auch *Hallux valgus* und sein männlicher Verwandter *Hallux rigidus* klingen nicht lieblich in unseren Ohren. Aber unser Leben findet nun mal die meiste Zeit nicht am Strand oder auf weichen grünen Wiesen statt – wir gehen leider fast nie barfuß, sondern traben in Schuhen auf Asphalt und kommen ständig an verlockenden Schuhgeschäften vorbei, wo es die schönsten Schuhe gibt, die aber dummerweise gerade nur eine halbe Größe kleiner am Lager sind. Na, die werden sich ja mit der Zeit dehnen ...

An unser von Natur aus weicheres weibliches Bindegewebe denken wir auch nicht. In den Füßen? Das betrifft doch sicher nur die anderen. Und unser Gewicht kommt auch noch dazu – oft ist es zu viel für die Füße.

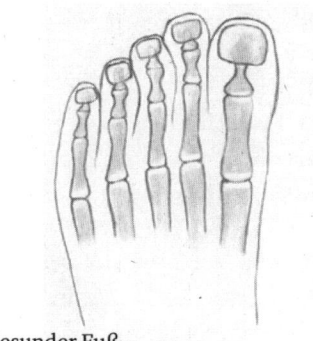
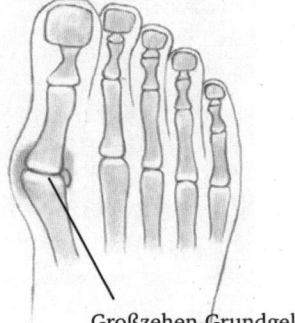

Gesunder Fuß   Großzehen-Grundgelenk
                                mit Hallux valgus

Dreißig Jahre später: Der große Zeh steht völlig schief, und der schmerzende Knubbel an der Innenseite des Fußes wird immer größer. Wir passen inzwischen in keinen Schuh von normaler Form mehr. Erst jetzt lernen wir, wer dieser *Hallux* ist. Und erfahren, was uns von den dauernden Schmerzen erlösen wird: eine Operation, die alles wieder gerade richtet. Ansonsten wird es nur immer schlimmer.

Beim *Hallux valgus* hat man nicht sofort eine Arthrose, aber man hat die Fehlstellung. Der Fuß steht schief, und er wird immer breiter. Muskelzug und Sehne bleiben aber an derselben Stelle und ziehen den Zeh vorne nach außen.

Ich versuche bei der Operation, den Mittelfußknochen wieder in Richtung zweite Zehe zu versetzen und den Fuß wieder schmaler zu machen. Der Mittelfußknochen muss wieder vor das Grundgelenk, vor die Basis des ersten Zehs kommen, sodass der Zeh wieder gerade steht. Dann stimmt auch wieder der Muskel- und Sehnenzug, und die Zehe bleibt auf Dauer gerade stehen.

Hallux rigidus, die Arthrose des Zehengrundgelenks

Der Zeh steht zwar gerade, aber er hat eine massive Arthrose. Was bedeutet das? Er kann sich kaum noch bewegen. Abrollen geht nicht mehr richtig, der Gang wird hinkend, und es schmerzt.

Schuld ist eine angeborene Fehlstellung des ersten Mittelfußknochens: Er steht zu hoch. So gleitet der Zeh beim Laufen nicht geschmeidig darüber hinweg nach hinten und oben, sondern knallt jedes Mal dagegen. Das führt zur Schädigung und dann zur vorzeitigen Abnutzung des Gelenks zwischen Mittelfußknochen und Großzehe.

Meist tritt *Hallux rigidus* nur an einem Fuß auf – das ist der erste Unterschied zu *Hallux valgus*. Der zweite: Meistens bekommen ihn Männer. In der Regel müssen dafür zwei Dinge zusammenkommen: eine Sportverletzung und die entsprechende Veranlagung. In manchen Fällen genügt die Veranlagung allein.

Wenn ich Hallux-rigidus-Patienten frage, ob sie das Gelenk eingesteift oder beweglich haben wollen, sagen sie jedes Mal: Wenn es geht, dann lieber beweglich. Das kann man sich ja vorstellen. Die meisten Kollegen empfehlen allerdings grundsätzlich: Einsteifen. Ich bin eher dafür, das Gelenk auch in diesem Fall beweglich zu erhalten oder wieder Beweglichkeit hineinzubekommen, statt es zu versteifen.

Bei diesem (nicht einmal besonders anspruchsvollen) Eingriff nehme ich von dem Knochen weg, was da zusätzlich gewachsen ist und noch etwas mehr – so entsteht wieder Raum für Bewegung. Dieser Raum wird ausgefüllt von einem Gewebestreifen aus der Gelenkkapsel, der als Abstandshalter und Puffer dient. So kann der Patient den Zeh wieder bewegen, der Schmerz ist weg, das Ziel ist erreicht.

Natürlich kann man auch mit einem steifen Zehengelenk leben. Aber Schuhe mit etwas höherem Absatz tragen – das geht dann nicht mehr. Der Abrollvorgang, auch barfuß, ist natürlich gestört, wenn die Großzehe steif ist.

Hammerzehen und Krallenzehen

Hammerzehen sind krumm gewordene, in der Mitte hochstehende Zehen. Irgendwann sind deren Gelenke steif geworden, und die Zehen liegen nicht mehr gerade da, auch nicht, wenn man barfuß ist.

Die Ursache ist das allmähliche Abflachen des Quergewölbes wegen mangelnden Trainings der Fußmuskulatur. Man bekommt dann den sogenannten *Spreizfuß*: Der Bereich der Zehengrundgelenke, also bei den vorderen Fußballen, wird immer breiter. Zum Ausgleich werden die Zehen hochgedrückt oder hochgestellt.

Wenn man das Gewölbe wieder hochdrücken könnte, würden die Zehen wieder gerade liegen. Aber meistens bleibt die Fehlstellung leider bestehen – und damit liegen auch die Gelenke der Zehen über Jahre oder oft sogar Jahrzehnte in dieser falschen Position. Diese wird dann *kontrakt*, also fest. Das Gewebe der Gelenke, also die Kapsel und die Bänder schrumpfen, und die Gelenke lassen sich schließlich überhaupt nicht mehr bewegen.

Die Zehen stehen dann hoch wie Krallen, oder sie machen einen kleinen Bogen, die Spitzen wieder auf dem Boden, aber in der Mitte stehen sie hoch – und werden natürlich von den Schuhen noch mehr gedrückt. Man nennt sie *Hammerzehen* – weil die verformten Zehen an die kleinen Hämmerchen eines Klaviers erinnern.

Bei der Operation kürze ich ein wenig den Mittelfußknochen. Ich muss den Knochen durchtrennen, er wird ein wenig nach hinten geschoben, mit einer Schraube fixiert, und ein Stückchen Knochen ist »übrig«, das kommt weg. Damit habe ich Platz gewonnen und die Zehe kann wieder ganz normal und gerade liegen. Indem ich das bei mehreren Zehen mache, baue ich das Quergewölbe wieder auf.

Auch »kontrakte«, also im Beugezustand versteifte Gelenke kann man so behandeln. Man kann sie unter der Narkose vorsichtig wieder aufbrechen und dehnt sie dann im Rahmen der Operation. So kann man alles wieder gerade anordnen.

Hinterher brauchen die Patienten natürlich eine Heilungszeit, und Physiotherapie, um die neuen Bewegungsabläufe richtig und funktional einzuüben.

Andere Bereiche wie zum Beispiel der Mittelfuß und die Fußwurzel sind von Natur aus relativ steif, dort muss vor allem Last getragen, aber nicht viel bewegt werden. Dieser Bereich ist auch kaum elastisch. Manchmal entsteht in diesen Gelenken trotzdem Arthrose. Wir versteifen sie dann operativ. Alles wird miteinander zu einem Knochen geformt, verschraubt oder anders befestigt.

Das Prinzip ist also: die Funktion wieder herstellen. Und natürlich richte ich mich, soweit möglich, nach den Wünschen meiner Patienten. Es kommt aber auch vor, dass jemand sich etwas wünscht, was nicht geht, weil die neu geschaffene Struktur mit dem, was sie leisten soll, überfordert wäre.

Arthroskopie

»Ins Gelenk schauen« und dort etwas »aufräumen« muss man beim Sprunggelenk viel seltener als beim Knie, nämlich nur in folgenden Fällen:

- Freie Gelenkkörper (auch *Gelenkmaus* genannt), die durch Verletzungen oder Überanstrengung des Gelenks entstehen; sie können entfernt werden.
- Nach einer Kapsel-Band-Verletzung des Sprunggelenks kann es eine innere Narbenbildung (*Meniskoid*) geben, die zu Schmerzen führt. Durch eine arthroskopische OP wird die Narbe herausgenommen, die Schmerzen sind dadurch gut zu beseitigen.

10 »Ich habe Rücken!«

Unsere Wirbelsäule ist eine bewundernswerte Konstruktion, die einerseits überaus beweglich und andererseits fest ist und Halt bietet. Ihre Bewegungen beim Gehen sind trotz des knöchernen Grundmaterials fließend und federnd. Zugleich ermöglicht sie uns den aufrechten Stand und Gang.

Voller Anerkennung sprechen wir davon, jemand habe »Rückgrat«. Und nicht nur im übertragenen Sinne flößt eine gerade Haltung Bewunderung und Respekt ein – vor allem, wenn man sie sich bis ins Alter bewahrt.

Als Orthopäde operiere ich an allen Gelenken, die es brauchen. Wirbelsäulenpatienten allerdings behandele ich ausschließlich konservativ. Die operativen Fälle schicke ich zu den Spezialisten.

Die Wirbel – sind das überhaupt Gelenke?

Die Wirbel sind zwar keine Gelenke – aber natürlich haben sie welche, durch die sie beweglich, aber auch stabil miteinander verbunden sind. Sie sitzen an den Wirbelbögen und sind nicht so beweglich wie die bisher beschriebenen. Es sind sogenannte *ebene Gelenke* oder *Schiebegelenke*, denn die Bewegung, die sie erlauben, findet nur in einer Ebene statt, nämlich parallel zu den Gelenkflächen. Man nennt sie auch *Facettengelenke* (siehe Abbildung auf Seite 142), und sie sind recht zart.

Wie man an der Abbildung sieht, ist die Form eines Wirbels (hier schauen wir von oben darauf) recht komplex. Jeder einzelne Wirbel der Wirbelsäule ist zudem ein wenig anders geformt, hier ist ein Halswirbel abgebildet.

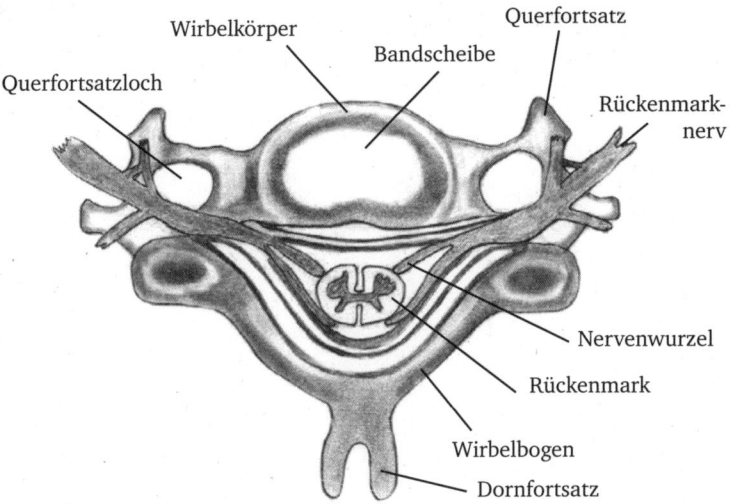

Der schematische Aufbau eines Halswirbels

Der *Wirbelkörper* ist nur ein Teil des Wirbels. Dazwischen liegen die ovalen Bandscheiben, die die Wirbel gleichzeitig voneinander trennen und miteinander verbinden. Sie dienen als Stoßdämpfer und ermöglichen die Beweglichkeit der knöchernen Wirbelsäule. Hinter ihnen liegt der *Rückenmarkskanal* mit seinem kostbaren, stets gefährdeten Inhalt, dem Rückenmark, das durch die knöchernen Anbauten der Wirbel vor normalen Einwirkungen gut geschützt ist. Zum Rücken hin steht der *Dornfortsatz* heraus, den wir besonders am Hals gut tasten können.

Aus dem Rückenmark treten die *Nervenwurzeln* heraus, sie leiten Impulse von den Rückenmarksnerven in den Körper und umgekehrt. Auf beiden Seiten des Wirbelkörpers liegt der Wirbelbogen, der in die Querfortsätze ausläuft. An dieser Stelle bilden die Wirbel miteinander Gelenke (in der Abbildung nicht sichtbar). Sie bestimmen die Richtung, in die sich die Wirbel bewegen können – nämlich nur zur Seite. Die Wirbelsäule hat auch Bänder;

diese legen zusammen mit den Bandscheiben fest, wie weit sich die Wirbel zueinander verschieben dürfen.

Die Bandscheiben

Unsere Bandscheiben bestehen aus einem Faserring und einem darin liegenden Gallertkern. Der liegt leider nicht ruhig da und lässt sich in dem Wirbelbett spazierentragen. Er steht vielmehr stets unter Spannung und drückt aufgrund der Gewichtsbelastung beim Stehen permanent gegen den Faserrand (deshalb ist bei einem Bandscheibenvorfall sofortiges Hinlegen angezeigt.). Als ob er hinauswollte. Muss denn heutzutage selbst eine Bandscheibe einen Freiheitsdrang haben? »Bleib doch, wo du bist!«, möchte man ihr zurufen. »Erfüll deine Aufgabe und halte meine Wirbel voneinander fern. Ich werde dir auch immer dankbar sein.«

Dieses Versprechen brechen wir aber bald. Zum Beispiel, indem wir vergessen, genug Wasser zu trinken. Dieses braucht der Gallertkern, er schrumpft sonst zusammen und lässt zu, dass die Wirbel sich berühren. Autsch!

Aber die nötige Flüssigkeit kann den Bandscheiben auch noch aus anderen Gründen abhandenkommen. Wenn wir stehen, drücken wir durch unser Körpergewicht das Wasser aus der Bandscheibe. Deshalb sind wir tatsächlich abends zwei bis drei Zentimeter kleiner als morgens, wenn die Bandscheiben sich wieder aufgefüllt haben.

Dieser Wasserverlust wäre aber noch viel größer, wenn wir nicht durch unsere Bewegungen am Tage für Ausgleich sorgen und so durch Diffusion Flüssigkeit in die Bandscheiben einwandern würde. Erinnert Sie das an etwas? Im Kapitel über die Knorpelschicht kam das schon einmal vor. Der Faserring besteht aus (Faser-)Knorpel. Mit dem übrigen Knorpelgewebe im Körper teilt er das Schicksal, nicht durchblutet zu sein. Seine Flüssigkeitsversorgung und Ernährung geschieht also nur durch unsere Bewegungen.

Bleiben die aus, weil wir uns zu viel ausruhen oder zu viel in unveränderter (meist sitzender) Körperhaltung arbeiten, ist das wieder ein gebrochenes Versprechen. Die Bandscheibe wird dann rissig und spröde. Der Faserring ist nicht mehr stabil genug, um den Gallertkern, der kräftig nach außen gepresst wird, »im Rahmen zu halten«.

Bei einer heftigen Bewegung oder dem Anheben eines schweren Gegenstandes kann der schützende Ring ein- oder sogar ganz durchreißen. Dann rutscht oder »fällt« die Bandscheibe nach hinten heraus. Dazu weiter unten mehr. Hier nur ein sprachlicher Ausflug: Das Wort »Bandscheiben*vorfall*« meint nicht einfach einen Vorfall, also ein »Ereignis« im Zusammenhang mit der Bandscheibe, sondern ganz buchstäblich ein Vor-Fallen, also Herausfallen. *Prolaps* ist der lateinische Name und zugleich die wörtliche Übersetzung.

Mit den Jahren werden die Bandscheiben immer flacher und zunehmend spröde, sodass sie ihre Pufferfunktion nicht mehr richtig ausüben können. Vor allem vorne passiert das – dort, wo sie beim Sitzen zusammengedrückt werden.

Muskeln

Während die (Wirbel-)Knochen zusammen mit den darin eingelagerten Bandscheiben und den Bändern die sogenannte passive Struktur unseres Rückens bilden, übernehmen unsere Rückenmuskeln den aktiven Part. Sie bilden das »Korsett«, das die Wirbel miteinander verspannt und unseren aufrechten Körper stützt und zusammenhält. Außer den Muskeln, die wir unter der Haut tasten können, gibt es noch die »tiefliegende« Rückenmuskulatur, von der wir nicht viel mitbekommen – jedenfalls solange sie gesund ist. Sie verbindet die Dornfortsätze der Wirbel mit den Querfortsätzen, verspannt alles miteinander und sorgt für Stabilität.

Was wäre ohne die Muskeln? Stellen wir uns noch einmal ein Segelboot vor, mit seinem hohen Mast, der mit Seilen, den Wanten, seitlich verspannt sein muss, damit er stabil steht. Die aufrechte Haltung der Wirbelsäule ist nur möglich dank ihrer »Wanten«, den Muskeln – ohne sie würden wir recht passiv in den Bändern »hängen«, und das würde schnell schmerzhaft.

Wobei: Es würde? Es *wird* schmerzhaft. Denn die »Partykrankheit« kennen viele: Man steht eine Weile, und plötzlich hat man Rückenschmerzen. Warum eigentlich?

Die Muskulatur schafft es bei den meisten Menschen nicht, den Rücken aufzurichten, also hängt buchstäblich alles an den Bändern. An diesen wird nun viel stärker gezogen als geplant. Und diese zu große Zugspannung äußert sich in Schmerzen.

Schmerzen

Rückenschmerzen sind eine Volkskrankheit. Nach Statistiken leidet jeder Dritte zeitweise darunter – und viele auch chronisch. Die Ursachen sind vielfältig. Es gibt Behandlungsmöglichkeiten, aber der Erfolg ist nicht garantiert, da viele Faktoren eine Rolle spielen. So gibt es beispielsweise in der Form der Wirbel individuelle Unterschiede. Bei manchen Menschen ist der Spinalkanal, in dem das Rückenmark verläuft, recht eng. Sie bekommen eher Schmerzen.

Auf jeden Fall scheinen Anspannung und Stress, also psychische Auslöser, beim Rücken eine besonders große Rolle zu spielen.

Muskelverspannungen

Immer noch müssen Menschen täglich in einer dauerhaften Fehlhaltung arbeiten. Die Kopf-, Arm- und Sitzhaltung werden durch Maschinen oder Arbeitsabläufe bestimmt und zwangsläufig über Stunden eingenommen. Und für solche Einseitigkeiten gibt es oft keinen guten Ausgleich. Es kann durchaus vorkommen, dass ein Muskel sich während so eines Arbeitstages verspannt.

Muskeln müssen ernährt werden, natürlich, wie alle Teile des Körpers. Sie können auch über die Blutversorgung alles bekommen, was sie brauchen. Aber es gibt ein Problem: Muskeln können besser in entspannter Stellung ernährt werden. Und bei maximaler Anspannung gar nicht. Muskelgewebe in andauernder Anspannung wandelt sich um in Narbengewebe. Der Fachausdruck für das so entstehende, unerwünschte Bindegewebe lautet *Myogelose*.

Normalerweise wechseln die Muskeln ja auch ständig hin und her zwischen Anspannen und Entspannen. Das ist ein generelles Lebensprinzip aller Organismen, das Goethe am Beispiel unserer Atmung unnachahmlich in Worte gefasst hat:

> Im Atemholen sind zweierlei Gnaden:
> Die Luft einziehn – sich ihrer entladen.
> Jenes bedrängt – dieses erfrischt;
> So wunderbar ist das Leben gemischt.
> Du danke Gott, wenn er dich presst
> Und dank' ihm, wenn er dich wieder entlässt.

Sicher, wir sprechen hier nicht über Lunge und Atmen. Aber für Muskeln gilt das Gleiche: Auch sie benötigen den ständigen Wechsel zwischen Anspannen und Entspannen unbedingt.

Bleibt der Muskel nun in einer dauernden Anspannung, kann er keine Nährstoffe bekommen. Aber er hat eine Möglichkeit: Er kann dem Gehirn signalisieren, dass er Stress hat. Unterernährungs-Stress in diesem Fall. Und Schmerz.

Das Gehirn reagiert, indem es ebenfalls eine Stressmeldung zurück an den Absender schickt. Die ist aber ungefähr so hilfreich wie ein Arzt, der dem Patienten sagt, er solle sich einfach mal zusammenreißen. Das macht der Muskel dann auch: Er zieht sich noch weiter zusammen. Auf diese Weise landen wir in einem Teufelskreis, aus dem wir nicht so einfach wieder herauskommen. Manchmal haben wir Glück und wachen am nächsten Morgen entspannt und schmerzfrei auf. (Dann haben wir offenbar die individuell richtige Matratze und das richtige Kissen; beides muss jeder für sich finden.) Aber häufig werden wir die Verspannung von selbst nicht mehr los.

Abgenutzte Wirbelgelenke und Arthrose

Arthrose im Rücken hat indirekt mit den Bandscheiben zu tun, denn sie tritt auf, wenn diese nicht mehr richtig puffern. Aber die Abnutzung von Gelenken passiert nicht bei den Bandscheiben. Da, wo sie sitzen, gibt es ja keine Gelenke.

Am hinteren Teil der Wirbelsäule befinden sich die Knochenfortsätze, die miteinander die Gelenke bilden (siehe Abbildung Seite 142). Die Wirbelgelenke liegen wie Dachziegel schräg übereinander. Sie bestimmen die Neigung der Wirbelkörper und damit die Doppel-S-Linie der Wirbelsäule.

Die Wirbelgelenke werden, wie andere Gelenke, durch Knorpel und die Synovialflüssigkeit gleitend voneinander ferngehalten. Wenn wir täglich viele Stunden sitzen und unsere Bandscheiben unter Druck geraten, hat das Folgen für die Facettengelenke der Wirbel. Wir bilden ein Hohlkreuz, wodurch die Wirbelgelenke vermehrt ineinanderrutschen, was zwangsläufig Verschleiß zur Folge hat.

Das macht Schmerzen. Dazu kommt, dass das Facettengelenk reagiert wie alle anderen Gelenke auch: Wenn der Druck hoch wird, baut es an der belasteten Stelle Knochen an. An den Facettengelenken ist das besonders fatal. Dort kann es soweit kommen, dass der angebaute Knochen auf die Nerven drückt. Diese treten genau an dieser Stelle aus dem Rückenmark aus, an den Nervenwurzellöchern. Und dann wird es für die Nervenwurzeln sehr eng!

Das kleine, enge Loch zwischen den Wirbeln, durch das der Nerv hindurch muss, kann durch Arthroseschäden weiter verengt werden, sodass ein Druck schädigend und schmerzhaft auf den Nerv wirkt.

Hat man Pech, kann Arthrose auch zusammen mit einem Bandscheibenvorfall auftreten (siehe dazu weiter unten).

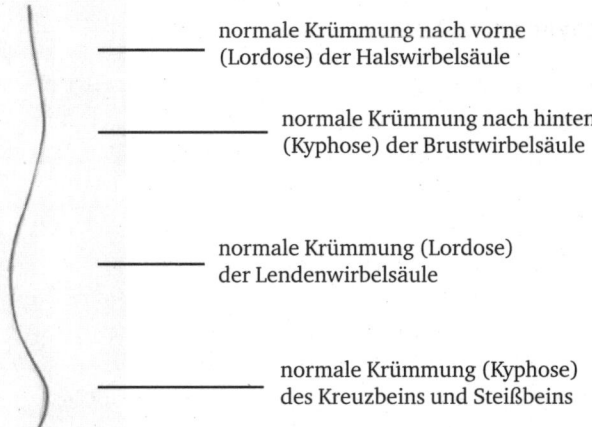

Silhouette der Wirbelsäule (schematische Darstellung), von der Seite gesehen. Links = Körpervorderseite

Blockade

90 Prozent meiner Patienten mit Rückenschmerzen haben eine Blockade. In der Regel ist eine Überlastung vorausgegangen und das Gelenk ist in der Endposition verblieben. Das bedeutet, dass die Funktion des Gelenks aufgehoben ist. Es findet keine Bewegung mehr statt. Aufgrund des Schmerzes folgen die Muskeln einem Reflex und verkrampfen, um das Gelenk ruhigzustellen. Es folgt der oben beschriebene Teufelskreis.

Eine solche Blockade ist durch Chirotherapie, also eine Heilbehandlung nur mit den Händen, sofort zu beheben. Medikamente und Spritzen braucht es nicht. Wie die meisten Orthopäden habe ich mich zusätzlich in Chirotherapie qualifiziert (inzwischen gehört sie zur Facharzt-Ausbildung) und freue mich, wenn fast täglich Patienten nach einem kurzen chirotherapeutischen Griff befreit von Schmerzen die Praxis verlassen können. Für Patienten ist dies sicher eines der verblüffendsten und besten Erlebnisse, die man beim Arzt haben kann: Man kraucht fast auf allen Vieren in den Behandlungsraum – und verlässt ihn einige Minuten später im aufrechten Gang, ohne Schmerzen und mit einem ungläubigen Lottogewinner-Ausdruck im Gesicht.

Hexenschuss

Die beschriebene Blockade kann auch ganz plötzlich auftreten. Es fühlt sich dann so an, als ob etwas in den Rücken »hineinschießt«. Der Ort ist meist das Iliosakralgelenk, auch Kreuzbein-Darmbein-Gelenk genannt. Es verbindet die untere Wirbelsäule mit dem Beckenknochen, dem sogenannten Darmbein. Beim Hexenschuss gerät das Gelenk in eine falsche Stellung und bleibt dort »hängen«. Bis zu einem Zentimeter können die Wirbel zueinander verkantet, blockiert oder verzogen sein, und zwar in jeder Richtung. Auslöser können sein:

- Bücken
- Schweres Heben
- Andere heftige Bewegung
- Niesen oder Husten in einer gebückten Stellung

Am häufigsten fährt einem die Hexe ins Kreuz, wenn man nicht aufgewärmt ist und die Muskeln nicht auf die plötzliche Bewegung vorbereitet sind. Ein typischer Zeitpunkt ist morgens bald nach dem Aufstehen.

Der nachfolgende Teufelskreis der immer weiteren Verspannung ist derselbe wie oben beschrieben. Wärme hilft, jedoch nicht sofort, sondern oft erst nach einigen Tagen. Warmhalten ist als Prävention auf jeden Fall immer zu empfehlen, solange keine entzündlichen Prozesse vorliegen.

Ischias

Auf der Abbildung der Wirbelsäule (nächste Seite) sieht man, wie die sogenannten Nervenwurzeln aus den Öffnungen der Wirbelgelenke heraustreten. Vom Rückenmark gehen ja die Nerven in den ganzen Körper, und das fängt hier an. Diese Nervenwurzeln sind nicht, wie das Rückenmark in seinem knöchernen Kanal, vor Druck geschützt. Sie müssen durch kleine Löcher aus der Knochenhülle heraus und verteilen sich dann in die verschiedenen Richtungen im Körper. Diese Stelle ist, wie beschrieben, ziemlich heikel, weil die Wirbelgelenke und die Bandscheiben in der Nähe sind, und die pflegen sich zu verschieben, wenn sie in Stress geraten. Auch verspannte Muskeln können den Nerv bedrängen.

Der *Nervus ischiadicus*, auch »Sitzbeinnerv« oder »Hüftnerv« genannt, ist einer dieser Nerven – übrigens der größte des ganzen Körpers. Auf beiden Seiten treten mehrere Nervenwurzeln aus der unteren Lendenwirbelsäule aus, vereinigen sich und laufen an der Hüfte vorbei in das rechte bzw. linke Bein. An dieser Stelle gibt es oft Druck auf den Nerv, den man dann bis ins Bein hinein deutlich spürt: als Ischiasschmerz.

Wärme und Bewegung helfen oft, aber es kann auch vieler Physiotherapie-Stunden und zu Hause ausgeführter Übungen bedürfen, bis eine dauerhafte Besserung zu spüren ist.

Bandscheibenvorfall

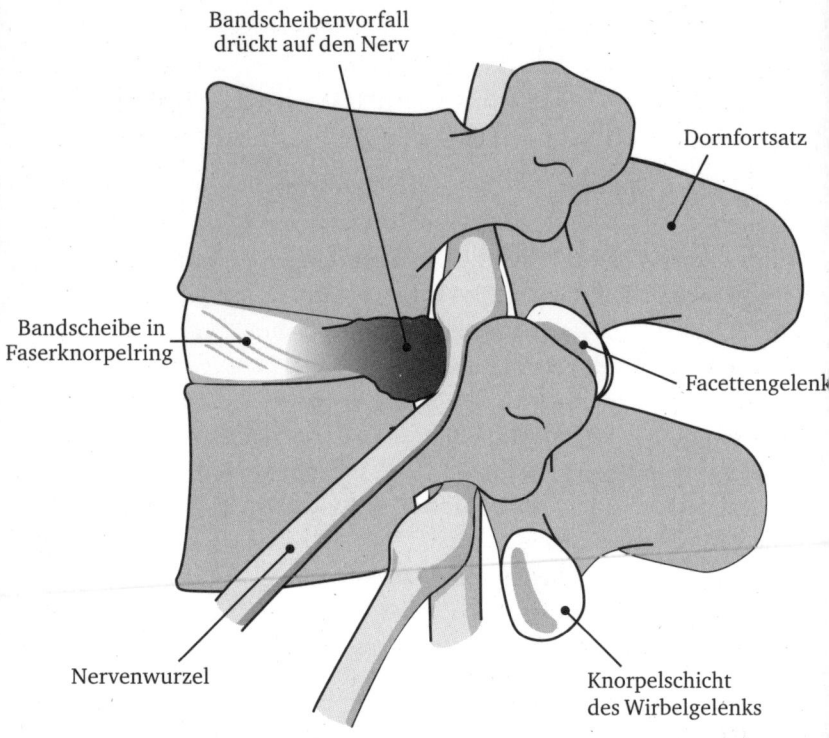

Schematische Darstellung eines Bandscheibenvorfalls

Die Vorstufe

Eine erste Stufe dieses gravierenden Problems ist die *Bandscheibenvorwölbung*. Was passiert? Der Faserknorpelring (siehe oben) wird zu stark belastet, sodass die Bandscheibe herausgepresst wird. So ein Ereignis muss nicht unbedingt schmerzhaft sein. Oft beginnen Schmerzen erst, wenn ein Entzündungsprozess dazu kommt. Erst wegen der damit verbundenen Schwellung erreicht die vorwitzige Bandscheibe den Nerv.

Der schwere Bandscheibenvorfall

Wenn der Faserring unter zu großem Druck reißt, Teile des flüssigen Gallertkerns der Bandscheibe herausquellen und auf die Nervenwurzeln des Rückenmarks drücken, entstehen starke Schmerzen, die den Patienten weitgehend lahmlegen. Außerdem führt der Riss des Faserrings (*Anulus fibrosus*) dazu, dass der Körper Entzündungsmediatoren freisetzt, die chemisch auf die Nervenwurzeln wirken und die Schmerzen noch verstärken.

Irgendwann zieht sich der Gallertkern wieder zurück und die Verletzung des Faserrings heilt wieder, aber an der vernarbten Stelle liegen die Collagenfasern nun in einer ungeordneten Gitterstruktur. Werden sie sich mit der Zeit von selbst wieder richtig anordnen? Und muss man den Rücken in dieser Zeit schonen? Die Antwort lautet zweimal: Nein.

Nur durch Belastung, genauer: durch regelmäßige Druckänderung, also vielfältige, regelmäßige, nicht übertriebene Bewegung, ordnen sich die Fasern wieder richtig an. Deshalb verordnet man auch nach Verletzungen und Operationen nicht wie früher Bettruhe, sondern eine frühfunktionelle Behandlung, das heißt schonende Bewegung unter Anleitung von Physiotherapeuten.

Bandscheibenvorfall im Alter

Sie ahnen schon, was jetzt wieder kommt? Im Alter wird alles schlimmer? Diesmal nicht! Zwar trocknen die Bandscheiben im Lauf der Jahre ein, werden flacher und federn nicht mehr so schön. Das merken wir daran, dass uns Bewegungen generell immer schwerer fallen. Aber gerade das Austrocknen hat auch einen Vorteil: Ungefähr ab dem 50. Lebensjahr kommt es nur noch selten zu Bandscheibenvorfällen, weil der Gallertkern einfach nicht mehr prall und saftig genug dafür ist. Er bleibt auch gern einfach mal »im Sessel sitzen«. Das ist doch mal eine gute Nachricht für die älteren Semester!

Prävention

Ich empfehle ein Rumpfmuskeltraining, das heißt ein Training der seitlichen, der Bauch- und der Rückenmuskulatur. Diese Muskeln stabilisieren Ihre Wirbelsäule, sodass kein Wirbel verrutscht und keine Bandscheibe herausgedrückt wird.

Wichtig ist es auch, zu lernen (zum Beispiel in einer »Rückenschule«, also einem kurzen »Lehrgang«), wie man schwere Lasten, zum Beispiel eine Getränkekiste, richtig hebt: Nicht vornüberbeugen, sondern in die Hocke gehen, den Rücken gerade halten und die Kiste nahe am Körper hochheben. Wenn man es falsch macht, werden beim Heben mit gebeugtem Rücken die Bandscheiben keilartig verformt und an den Kanten überlastet.

Im Alltag können Sie darauf achten, öfter einmal zu stehen statt zu sitzen. In der U-Bahn kann man im Stehen sogar unbemerkt manche Übungen absolvieren. So mancher Bandscheibenpatient hat sich nach der ersten Attacke ein Stehpult angeschafft. Man sollte aber nicht stundenlang regungslos stehen, das vermeidet der Körper auch instinktiv. Häufiges Verlagern des Gewichtes ist sinnvoll. Und zwischendurch auch wieder sitzen – die Abwechslung ist schließlich das Entscheidende.

Und übrigens, liebe Schreibtisch-Kreative: Die besten Ideen kommen einem oft nicht im Sitzen, sondern im Stehen oder – erst recht – beim Laufen.

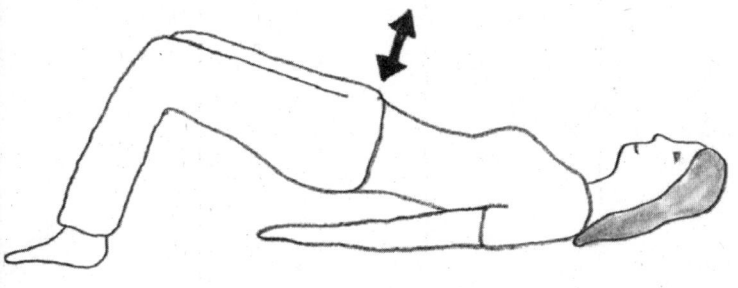

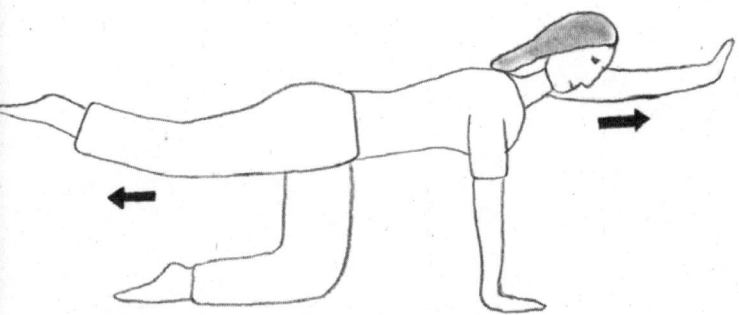

Zwei gute Übungen zur Stärkung der Rückenmuskulatur

11 Arthrose und Arthritis – die ungleichen Schwestern

Arthrose ... Arthritis ... die meisten wissen wahrscheinlich, dass beides die Gelenke betrifft und beides schmerzhaft ist. Aber sonst?

Schmerzen in den Gelenken werden von Laien oft unter der Bezeichnung »Rheuma« zusammengefasst. Die Medizin unterscheidet aber klar zwischen zwei Krankheiten: der *Arthrose*, also dem Gelenkverschleiß, und der *Arthritis* (im Volksmund: Rheuma). Zu dieser gehört als Unterform übrigens auch die sogenannte Gicht.

Arthrose ist zum größten Teil die Folge mechanischer Abnutzung. Die Arthritis hingegen ist eine entzündliche Systemerkrankung des Bindegewebes, die vorwiegend die Gelenke betrifft. Sie führt am Ende zur Gelenkzerstörung; die Gelenke werden steif. (Näheres dazu ab Seite 170.)

Hier die wichtigsten Unterschiede zwischen Arthrose und Arthritis auf einen Blick:

	Arthrose	Rheumatoide Arthritis / Rheuma
Was ist das?	Knorpelabbau	Entzündliche Autoimmunerkrankung
Was ist betroffen?	Gelenkknorpel, Knochen	Sämtliches Bindegewebe im Körper, also auch Knorpel

	Arthrose	**Rheumatoide Arthritis / Rheuma**
Schmerzmaximum	Lange Zeit gar kein Schmerz. Dann vor allem abends und bei Belastung	Morgens und in Ruhe
Weitere Symptome?	Lange Zeit keine	Entzündungsanzeichen (Rötung, Schwellung, Hitze), dazu allgemeines Krankheitsgefühl wie bei Grippe
Wann schmerzt es?	Bei den ersten Schritten Anlaufschmerz	Ständig
Was schmerzt?	Häufig *ein* großes Gelenk. Meist Knie oder Hüftgelenk	Oft mehrere oder viele Gelenke, auch kleine (Finger, Zehen)
Verlauf	Entwickelt sich innerhalb von Monaten bis Jahren. Allmählich, schleichend, oft unbemerkt	Tritt plötzlich innerhalb von Tagen auf. Auch chronisch fortschreitend, oft in Schüben. Zu 85–90 % milde bis schwere Verläufe, 10–15 % aggressive Verlaufsformen. Symptome können nach einem Schub rasch wieder verschwinden – vorübergehend.
Begünstigende Faktoren	Bewegungsmangel, Überbelastung, Übergewicht (auch wegen hormoneller Wirkung aus Bauchfett). Fehlstellungen, Fehlmechanik, Sportverletzungen	Genetische Veranlagung; Rauchen; eventuell Ernährung

	Arthrose	Rheumatoide Arthritis / Rheuma
Auch Organe betroffen?	Nein	Ja. Unter anderem Lunge, Herz, Augen, Haut, Speichel- und Tränendrüsen
Wie häufig?	90 % der Bevölkerung	1 % der Bevölkerung = die häufigste *entzündliche* Gelenkerkrankung
Männer? Frauen?	Bei der 60-jährigen Bevölkerung 30 % der Männer, 45 % der Frauen betroffen	Frauen dreimal so häufig betroffen
In welchem Alter?	Bei Fehlstellungen oder Sportverletzungen schon im jungen Alter beginnend. Meist erst im höheren Alter bemerkt	In jedem Lebensalter möglich, auch bei Kindern. Meist erstmals zwischen dem 40. und 50. Lebensjahr
Heilbar? Ist der Prozess zu beeinflussen?	Ja, durch eine multimodale Therapie	Durch Basistherapie manchmal zu stoppen, oft gut einzudämmen.
Was kann ich selbst tun?	Viel gelenkschonende Bewegung ohne Belastung. Übergewicht abbauen	Rauchen aufgeben, ggfs. Ernährung umstellen. Auch das arthritische Gelenk schonend behandeln. Entzündung schnellstmöglich stoppen, sonst innerhalb eines Jahres Gelenk kaputt.

Noch ein paar Bemerkungen zu den Namen der Krankheiten: Die Endung *-itis* bedeutet immer »Entzündung«. Da Entzündungen nicht die *Ursache* der Arthrose sind, benutzen die Mediziner in Deutschland die Endung -ose, die für einen abnutzungsbedingten Prozess steht. Die pragmatischen Engländer dagegen schauen auf die Symptome, zu denen eben auch eine Entzündung des abgenutzten Gelenks gehört, und nennen dieselbe Krankheit deshalb *Osteoarthritis* (»Knochengelenk-Entzündung«).

Das Wort *Rheuma* ist das Kurzwort für *Rheumatismus*, das kommt von griechisch *rhein* fließen, weil der Schmerz von einem Gelenk zum anderen immer »weiterfließt«.

Arthrose

In diesem Kapitel fasse ich alle Informationen zum Thema Arthrose, die bisher verstreut an verschiedenen Stellen des Buchs vorkamen, zusammen und stelle manches detaillierter dar als bisher. Entscheiden Sie selbst, ob Sie das Folgende überspringen oder hier zur Vertiefung weiterlesen. Wer beim Lesen das Gefühl hat »Das kenne ich doch«, darf sich jedenfalls auf die (hoffentlich gesunde) Schulter klopfen: Gut aufgepasst!

Erinnerung: Knorpelschicht

Jede Arthrose beginnt mit einem Schaden in den Gelenkknorpeln. Diese wunderbar weiche, sanft gleitende, pralle, elastische Schicht müsste eigentlich einen schöneren Namen haben. Aber egal wie verknorzt das Wort auch klingt – die Knorpel schützen uns vor Schmerzen, die aufeinanderstoßende Knochen verursachen würden.

Der Schaden kann am Anfang klein sein. Entstanden ist er entweder durch ungleichmäßige Belastung oder durch eine kleine Verletzung, oder, falls man zu viel wiegt und fast immer sitzt, durch Entzündungsmediatoren aus dem Bauchfett, die gerne unsere hilflosen Knorpel verfrühstücken möchten.

Bemerken tun wir davon schlicht und einfach: nichts. Aber der erste Schaden – mag er auch noch so klein sein – ist trotzdem verhängnisvoll. Er führt dazu, dass die Belastung im Gelenk nicht mehr gleichmäßig ist. Hier zur Erinnerung noch einmal das Bild aus dem Kapitel »Gelenke«:

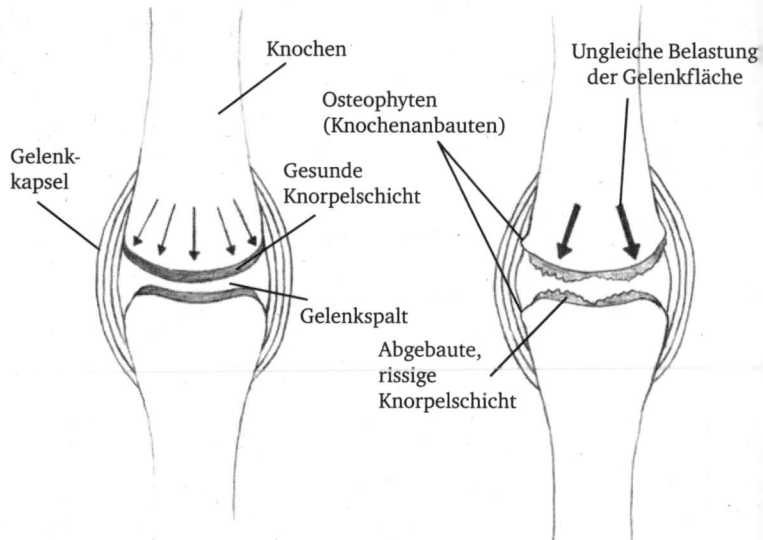

Gesundes Gelenk mit gleichmäßiger Verteilung der Belastung

Gelenk mit fortgeschrittenem Knorpelschaden und knöchernen Randanbauten (Osteophyten)

Das ist der Beginn von Arthrose. Die fehlende Stelle in der Knorpelschicht fällt für die Belastung aus. Damit werden die noch heilen Stellen wesentlich stärker beansprucht. Sie werden also schneller kaputtgehen.

Arthrose-Symptome: Was spüren Sie?

Sie haben ein schmerzhaftes Reibungsgefühl im Knie oder im Hüftknochen – so als ob Sand dazwischen wäre. Die defekten Knorpelflächen gleiten nicht mehr aneinander vorbei, sondern es knirscht und rumpelt. Die Risse und Vertiefungen verursachen irgendwann hörbare Geräusche bei Bewegungen. Am Ende des Abbauprozesses werden Knorpelzellen heruntergerieben und abgebaut. Dadurch kommt es zur Entzündung.

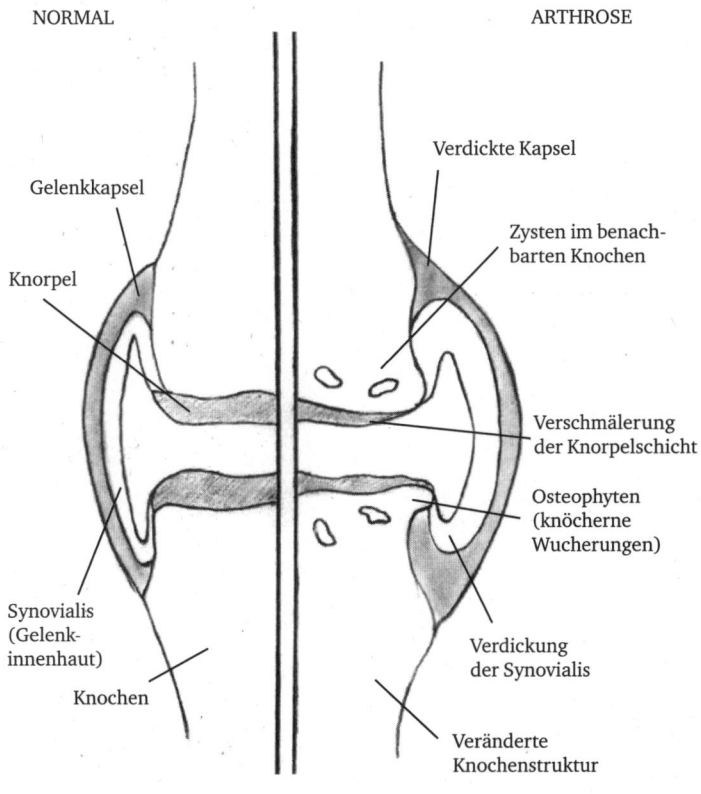

Kleine Teile resorbiert der Körper in dieser Entzündungsreaktion. Aber wenn ein größeres Stück Knorpel sich löst, kann es nicht »verdaut« (abgebaut) werden. Es bleibt dann dort, wo es ist – und das fühlt sich an, als wäre Sand im Getriebe.

Auch darauf hat der Körper allerdings eine Antwort parat: Er lagert Fibrin an, wodurch das Knorpelstück abgerundet wird wie ein Kieselstein im Fluss. Es kann im Gelenk herumschwimmen, ohne zu stören, nur manchmal wird es in einem Gelenkspalt eingeklemmt. Und dann nervt es – bis der Operateur es bei einer Arthroskopie herausholt.

Bis es soweit ist, schwillt das Gelenk an, es spannt und schmerzt noch mehr. Sie können es nicht mehr wie gewohnt bewegen. Wenn Sie nun Ihrem Instinkt folgen und das Gelenk nur noch ruhighalten,

- bilden sich Ihre Muskeln zurück,
- die Kapseln und die Bänder verkürzen sich,
- und am Ende haben Sie ein Gelenk, das in einer Stellung fixiert ist. Steif.

Schmerz

Der Knorpelschaden als solcher macht keinen Schmerz, da die Knorpelschicht keine Nervenfasern hat. Am Anfang bemerkt man deshalb von der Arthrose nichts, obwohl man schon einen Schaden hat. Der Körper meldet sich erst später, wenn die bereits arg lädierten Knorpelzellen eine Entzündung hervorrufen. Diese Entzündung führt zu einem Reizzustand in der Gelenkinnenhaut, und die beschwert sich durch Anschwellen, wie es nun mal die Art solcher Schleimhäute ist. Die Gefäße werden weitgestellt und es wird Wasser produziert.

Die oben erwähnte Verkürzung der Muskeln infolge einer Schonhaltung sorgt übrigens gemeinerweise für zusätzliche Schmerzen. Und wir sollten jeden Schmerz in einem Gelenk ernst nehmen als Warnschmerz und ihn nicht ignorieren oder lediglich durch Schmerzmittel wegdrücken.

Weiteres zum Thema Schmerz und Schmerztherapie siehe Kapitel 12.

»Das Knie geht weg«

Bei einer Arthrose aufgrund einer deformierten Kniescheibe (siehe Kapitel 6) kann es passieren, dass man ganz plötzlich starke Schmerzen an der Kniescheibe bekommt, weil an deren Rückseite Druck ausgeübt wird. Diese Schmerzmeldung wird vom Rückenmark direkt an den Streckmuskel geschickt, das diesen mit sofortiger Wirkung »stilllegt«. Die Natur sagt sozusagen: Den Druck will ich nicht, da wird jetzt geschont.

Der Streckmuskel im Bein sorgt aber normalerweise dafür, dass wir überhaupt stehen können. Wird er außer Betrieb gesetzt, verliert das Bein von einem Moment auf den anderen jede Kraft, knickt ein, und meistens fällt der Betroffene sogar hin. Auf einer Treppe kann das richtig gefährlich werden. (Auch deshalb sind diese Geländer so praktisch, die da oft in der Nähe von Treppen rumhängen.)

Verlauf der Arthrose

Phase 1

Was merke ich?	Was geschieht?
Nichts. Eventuell Schmerz bei großer Belastung (zum Beispiel Sport)	Aufweichung der Knorpelschicht. Elastizität nimmt ab, Schicht wird dünner, Knorpelzellen sterben ab.

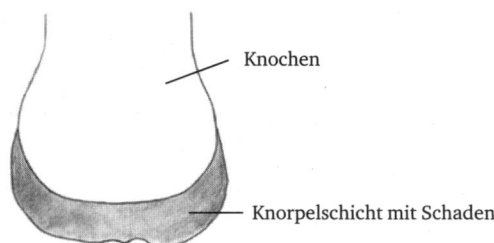

Knochen

Knorpelschicht mit Schaden

Phase 2

Was merke ich?	Was geschieht?
Schwellung. Anlaufschmerz. Akuter Schmerz, falls entzündet	Knorpel werden faserig und rissig, Gelenkspalt wird schmaler, Druck der Knochen macht Knorpel spröde. Knorpelabrieb. Dadurch Entzündung der Gelenkinnenhaut. Bewegungsmangel beschleunigt die Versprödung und Schrumpfung.

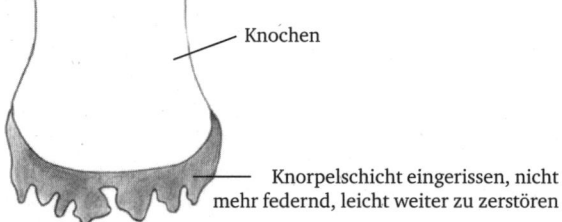

Knochen

Knorpelschicht eingerissen, nicht mehr federnd, leicht weiter zu zerstören

Phase 3

Was merke ich?	Was geschieht?
Belastungsschmerz	Knochen wird deformiert. Knochen bilden Auswüchse (*Osteophyten*), Knorpeldefekte verstärken sich. Schonhaltung, dadurch Muskelabbau

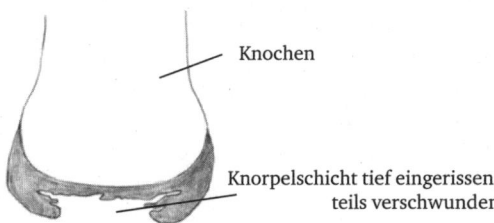

Knochen

Knorpelschicht tief eingerissen, teils verschwunden

Phase 4

Was merke ich?	Was geschieht?
Schmerz auch im Ruhezustand	Knorpel ist an manchen Stellen vollständig verschwunden (nicht an der Innenseite hinten). Das Gelenk versteift.

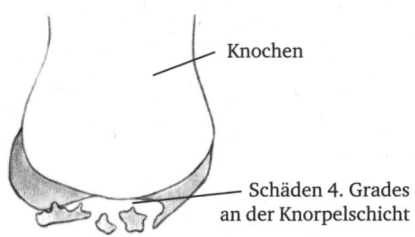

Knochen

Schäden 4. Grades an der Knorpelschicht

In Phase 3 taucht der Begriff »Osteophyten« auf. Das klingt irgendwie nach dem Fossil einer ausgestorbenen Reptilienart, meint aber, dass der Knochen ohne Vorliegen einer Baugenehmigung Anbauten vornimmt, um den erhöhten Druck auf einzelne Stellen auszugleichen und wieder besser zu verteilen. Das ist zwar nett gemeint, aber diese Osteophyten sind leider nicht wirklich zweckmäßig. Vor allem sorgen sie für neue Schmerzen, was mit der unebenen Gelenkfläche und störenden Knochenvorsprüngen zu tun hat. Der therapeutische Ausweg lautet: Abtragen der Osteophythen im Zuge einer Arthroskopie.

In der letzten Phase der Arthrose sind Betroffene nicht mehr in der Lage, sich selbst Strümpfe anzuziehen, weil sie Knie oder Hüfte nicht mehr beugen können. Man merkt, es passieren unerfreuliche Dinge. Andererseits zeigen die vier Phasen auch deutlich: Arthrose ist eine Krankheit, auf deren Verlauf wir selbst (also anfangs gar nicht die Ärzte) großen Einfluss haben.

Wenn wir zum Beispiel wissen, dass die Schmerzen in Phase 2 nur bei den ersten Schritten auftreten und dann verschwinden, können wir entscheiden, uns täglich warmzulaufen – anfangs eben mit tapfer zusammengebissenen Zähnen. Eine Trainingseinheit pro Tag mit gleichmäßigen, nicht belastenden Bewegungen hat erstaunliche Wirkungen. Ich verspreche es Ihnen.

Welche Ursachen hat Arthrose?

Fehlstellung ⇨ Fehlmechanik ⇨ Fehlbelastung

Zu viel Druck auf eine Stelle im Gelenk – so heißt ganz allgemein gesprochen die Erklärung für eine Arthrose. Der ungleiche Druck kommt durch ungleichmäßige Belastung zustande – weil etwas »ab Werk« falsch steht oder weil man es überbelastet hat. Alle Fehlstellungen sind sogenannte **Prä-Arthrosen**, das heißt Vorstufen von Arthrose.

Arthrosen entwickeln sich vor allem dort, wo es ohnehin eine mechanische Belastung gibt, weil hier das Gewicht und die Bewegungen des gesamten Körpers getragen werden müssen: in der Hüfte, im Knie und im Sprunggelenk.

Hüftdysplasie

Die beiden entscheidenden Teile des Hüftgelenks sitzen eng ineinander und müssen gut zueinander passen. Wenn die Gelenkpartner »falsch« geformt sind, spricht man von einer Dysplasie. Sie führt wegen der ungleichmäßigen Belastung langfristig zur Arthrose. Genaueres zu Diagnose und Therapie lesen Sie im Kapitel »Hüfte«.

Achsenfehlstellung (»O-Beine«, »X-Beine«)

Beine können – unter anderem durch Vererbung – ein wenig o- oder x-förmig gewachsen sein. Das kommt gar nicht so selten vor. Die Kniegelenke werden dann auf der Innen- oder Außenseite (je nachdem) stärker belastet – und entsprechend verschlissen. Jemand, der nur noch auf der Seite des Knochens läuft, die keine Knorpelschicht mehr hat, leidet irgendwann unter starken Schmerzen und braucht eine Behandlung. (Siehe Kapitel »Therapie«)

Diese Fehlstellung kann auch nachträglich auftreten, zum Beispiel durch einen unbehandelten Riss des Außenbands in einem Knie.

Andere Fehlstellungen

Auch die Kniescheibe kann eine Arthrose entwickeln. Relativ häufig gibt es eine Fehlmechanik, das heißt, die Kniescheibe liegt nicht zentral, sondern wird von der Muskulatur beim Gehen nach außen gezogen oder ist »verkippt«. Beides führt zu einseitiger Abnutzung der Knorpelschicht.

Fehlbelastung durch muskuläre Imbalance

Durch falsche Haltungsgewohnheiten oder verkehrtes Muskeltraining kann man das fein ausbalancierte Spiel seiner Muskeln stören. Auch eine solche Fehlbelastung führt zu einer vorzeitigen Arthrose. Also ist es wichtig, gleichmäßig alle Muskeln zu kräftigen. Suchen Sie sich ein Fitness-Studio, das eher auf Qualität als auf Quälen setzt. Von Yoga rate ich persönlich übrigens eher ab, weil es die Gelenke (insbesondere den Meniskus) von uns großgewachsenen Mitteleuropäern belastet und tendenziell kaputtmacht.

Ungleiche Beinlänge

Bei den meisten Menschen sind die Beine nicht auf den Millimeter gleich lang. Bis zu ein Zentimeter Unterschied wird vom Körper allerdings komplett kompensiert. So etwas macht sich ohnehin nur innerhalb von Gebäuden mit perfekt geraden Böden bemerkbar. Draußen ist es immer uneben, und wir gleichen das aus, ohne es zu bemerken. (Auch nach einem Bruch verändert sich im Übrigen fast immer die Beinlänge.)

Ist der Unterschied aber zu groß, nimmt das anfangs nur leichte und kaum bemerkbare Hinken im Lauf des Lebens zu. Die Gelenke werden auf der einen Seite stärker belastet als auf der anderen, und diese sogenannte Fehlstellung in den Gelenken führt zu ungleichmäßiger Abnutzung der Knorpelschicht. Die wiederum, wenn sie einmal begonnen hat, immer weitergeht. Das ist eine der sogenannten mechanischen Ursachen für Arthrose. Der ganze Körper steht ein klein wenig schief, was sich vor allem auf den Rücken, das Becken und die Hüften auswirkt, aber auch auf die Knie. Extreme Längenunterschiede der Beine von bis zu drei oder vier Zentimetern, die während der Wachstumsphase nicht erkannt und behandelt werden, sind in unseren Breiten heute aber zum Glück nur noch sehr selten anzutreffen.

Verletzungen

Riss des vorderen Kreuzbands

Die verschiedenen Folgen eines Risses des (vorderen) Kreuzbands am Knie habe ich im Kapitel 6 schon ausführlich dargestellt. Leider kann ich den Betroffenen die Wahrheit nicht ersparen, dass die Langzeitfolge in jedem Fall Arthrose ist. Es hängt aber von den Patienten selbst ab, wie schnell ihre Knorpelschicht im Knie von nun an ramponiert wird.

Andere Bänderrisse

Jeder Bänderriss kann zu einer Arthrose führen. Beispiel: Ein Außenband reißt. Wird es nicht therapiert, weicht das instabile Knie von nun an bei jedem Schritt nach außen aus. Leider führt das in kürzester Zeit zu einem Verschleiß des Gelenkknorpels. Und in diesem Fall haben das Missgeschick und seine unterlassene Behandlung noch eine weitere Folge: Es kommt zu einer O- oder X-Bein-Stellung.

Knorpelabriss

Typisch für Sportverletzungen ist der Knorpelabriss. Er passiert bei Unfällen oder eben beim Sport, bei Stürzen, bei einem Zusammenprall, bei Fouls ... Es tut weh, aber oft nur ein paar Tage.

Diese Verletzung kann man sich ein bisschen so vorstellen wie eine Orangenschale, aus der man ein Stück herausreißt oder abschert – bis runter aufs Fruchtfleisch. Ein Knorpelabriss ist oft recht tief – tiefer als »normale« Abnutzung. Dafür ist er lokal begrenzt. Freizeitsportlern wird oft gesagt, dass sie nach einigen Wochen Schonung nichts weiter unternehmen müssten.

Schonung ist auf jeden Fall dringend nötig. Denn ein verletzter Knorpel reagiert höchst empfindlich auf jede weitere Belastung. Betroffene Zellen quellen zu einem Ödem auf, wie das bei jeder Verletzung geschieht - egal in welchem Gewebe. Entweder ist die Zellmembran infolge der Verletzung gerissen, dann fließt das Gewebewasser ab, oder sie ist zwar heil geblieben, aber in ihrem aufgequollenen Zustand verletzungsanfällig. Schonung bedeutet hier also: Der Zelle Zeit lassen, zu heilen bzw. die Wassereinlagerung wieder loszuwerden.

Das heißt: Schonung nach einer Sportverletzung – auch wenn es nicht mehr wehtut! – ist ganz direkte, hoch wirksame Arthrose-Prävention. Wenn man das Gelenk hingegen nicht schont, wird der Knorpelabriss der Anfang eines unaufhaltsamen Knorpelabbaus sein. Denn eine einzige verletzte Stelle im Knorpel – und sei sie noch so klein – beendet die gleichmäßige Verteilung der Belastung im Gelenk. Von dieser Schwachstelle aus reißt der Knorpel immer weiter ein.

Aber außer Schonung nichts zu unternehmen ist nicht mehr der neueste Stand der ärztlichen Kunst. Es gibt seit wenigen Jahren ausgezeichnete Therapien für Knorpelverletzungen. (Siehe Kapitel »Therapie«.)

Knochenbrüche
Nach einem Knochenbruch mit Gelenkbeteiligung lässt sich der vorherige Zustand oft nicht perfekt rekonstruieren. Die Beinachse bzw. die Rotation verändert sich, und das macht sich im Gelenk bemerkbar: Es wird ungleichmäßiger als vorher belastet. Auch eine winzige Abweichung hat über viele Jahre – etwa wenn die Knochenfraktur in der Kindheit geschah – ihre Auswirkungen auf die Knorpel. Unbemerkt.

Bewegungsmangel

Wenn wir uns selten bewegen, aber trotzdem viel essen, werden wir dick und belasten dadurch unsere Gelenke übermäßig. Das ist klar.

Nicht so bekannt ist, dass unsere Muskeln sich immer mehr zurückbilden, je länger sie nicht benutzt werden. Und dass das schlimme Folgen für das ganze Gelenk hat. Für jedes.

Noch weniger ist bekannt, wie wichtig die regelmäßige (!) Bewegung aller (!) Gelenke für deren Knorpelschicht ist. Im Kapitel »Bewegung, Bewegung!« habe ich beschrieben, wie wir unsere Knorpelkissen durch Bewegung pflegen und ernähren – oder durch Stillsitzen regelrecht verhungern lassen.

Dasselbe gilt für die Bandscheiben. Viele Rückenschmerzen kommen davon, dass der Patient sich zu wenig bewegt und die Knorpel seiner Bandscheiben deshalb schrumpfen.

Sport

Also: Bewegung! Sport! Aber leider … ist das extreme Gegenteil vom Sofasitzen auch nicht richtig. Gemein, oder? Aber nicht zu ändern.

Joggen
»Genau, ich brauche Bewegung! Ich werd endlich mal wieder Joggen gehen, das hat doch immer gutgetan.«

Ja, Joggen ist in vieler Hinsicht gesund. Der Mensch musste früher viele Kilometer laufen, um Nahrung zu ergattern; der Körper ist dazu in der Lage und braucht es sogar.

Aber wenn Ihre Gelenke angegriffen sind, dann müssen Sie sich leider einen anderen, schonenderen Lieblingssport suchen. Das gilt in erster Linie für die Marathonläufer unter Ihnen. Marathon braucht eine extrem lange Vorbereitungszeit. Die Muskulatur ist zwar gut durchblutet und wird deshalb schnell aufgebaut. Der Knorpel jedoch ist bekanntlich nicht durchblutet, sondern wird über Diffusion ernährt. Entsprechend langsamer passt er sich größeren Belastungen an. Ich spreche hier von Monaten.

Man kann das Durchhaltevermögen, die Schmerztoleranz und die mentale Stärke von Marathonsportlern aufrichtig bewundern; und für Herz und Kreislauf ist das im Prinzip wunderbar. Aber 42 Kilometer am Stück sind – wie die Sage vom ersten Marathonläufer zeigt, der nach dem Übermitteln der

Botschaft tot zusammenbrach – physiologisch gesehen zu viel. Der Körper signalisiert das auch. Man muss die Signale unterdrücken, um die Strecke zu schaffen; manche Läufer tun das mit Schmerzmitteln.

Unter Ärzten nennen wir einen bestimmten Zustand »Marathonknie«. Man sieht die Arthrose, und es sieht nicht gut aus! Da frage ich mich als Arzt nur noch: Warum tut sich das jemand an? Spätestens ab Kilometer 30 fängt das Knie doch an zu quietschen. Auf diese Weise ist man bald so weit, dass man gar nicht mehr rennen kann.

Während eines Langstreckenlaufs wirkt lange Zeit eine große Last auf dieselben Stellen. Immer das Gleiche, immer das Gleiche – beim Marathon zwei, drei Stunden lang oder mehr. Irgendwann beschwert sich die Knorpelschicht. Jetzt wäre noch Zeit, ihr eine Erholungsphase zu geben, sodass die zusammengedrückten Polster sich wieder aufplustern können und der Schaden nicht tiefer geht. Aber wenn die gleichförmige, massive Belastung nicht aufhört, leidet die Elastizität der Knorpelschicht. Ihre glatte Oberfläche reißt bei einem Marathonlauf ein und federt nicht mehr so gut. Dieser Schaden regeneriert sich nicht. Im Gegenteil, er wird auf jeden Fall schlimmer.

Natürlich hilft bei schweren Gelenkproblemen eine Cortisonbehandlung – für kurze Zeit. Die Entzündung wird geheilt, nicht aber der Knorpelschaden. Für zwei, drei Monate hat man den Eindruck, es sei alles wieder in Ordnung. Dann wieder zu joggen, als sei nichts gewesen – davon kann ich als Arzt nur abraten.

Was also ist gesund? **Das richtige Maß.** Achten Sie auf die Zeichen, die Ihnen Ihr Körper gibt. Ob Sie es nun Achtsamkeit nennen, Vernunft, oder noch anders – nehmen Sie ernst, was Ihr Körper Ihnen sagen will.

Spurts und Stopps – High Impact

»Da kann man ja gleich sagen: Alle Sportarten, die so richtig Spaß machen, sind schlecht für die Gelenke. Ist doch so, oder?«

Nein ... obwohl sich auch die Autoren gut daran erinnern, was im Schulsport als Einziges nie öde war, nämlich die Mannschaftsspiele, also die Ballsportarten.

Fußball, Handball, Basketball, Volleyball: Bei allen diesen Sportarten rennen wir viel, stoppen plötzlich, wechseln die Richtung – diese Dynamik macht den Spaß und die Faszination dieser Spiele aus. Aber unsere Gelenke müssen dabei jedes Mal extremste Belastungen aushalten. Sie tun es. Bis uns irgendwann jemand in die Quere kommt, wir im Schlamm ausrutschen oder der Ball einfach falsch kam.

Irgendwann ist halt Schluss damit, mit dem Spurten und Stoppen, mit dem Fallen und den schnellen Richtungswechseln.

Eine orthopädische Fachzeitschrift stellt fest: »Sportliche Aktivitäten können vor allem dann die Wahrscheinlichkeit einer Arthrose erhöhen, wenn **hohe Spitzenkräfte** im Gelenk **extrem häufig im selben Gelenkwinkel auftreten** (Kniegelenk des Langstreckenläufers) oder wenn das umgebende **Weichteilgewebe Verletzungen ausgesetzt** ist (Sportarten mit Gegnerkontakt).«[1]

Tennis, Squash und Badminton gehören ebenfalls zu den hochriskanten Sportarten. Und auch bei Kampfsportarten besteht Verletzungs- und damit Arthrosegefahr.

Eine Rolle spielt auch dies: Normalerweise treibt ein Berufstätiger nur ab und zu Sport, ist also nicht gerade voll durchtrainiert. Das ist einerseits besser als gar nichts. Aber andererseits: Ein gelenke-belastender Sport schadet in einem wenig trainierten Körper den Gelenken noch viel mehr als in einem fitten.

Ernährungsfehler

Jetzt kommt mal wieder der Zeigefinger zum Einsatz: Auch in der Ernährung ist die richtige Balance wichtig. Zu viel Zucker,

---

[1] OUP (Zeitschrift für die orthopädische und unfallchirurgische Praxis) 5/2015, S. 237.

Salz und Fett sind schädlich; Fleisch sollte nur in Maßen gegessen werden, Fisch ist gesünder. Auch wenn es keine eindeutigen Studien dazu gibt, scheint eine Ernährung, die viel Säure im Körper bildet, (Vorsicht, das bedeutet nicht automatisch, dass die Dinge auch sauer schmecken), also zu viel Fleisch, Fertiggerichte, Süßigkeiten, Hefeprodukte, Milch, Alkohol und Kaffee, ungünstig zu sein, weil sie den Säurewert im Blut erhöht, der für eine Reizung der Gelenkinnenhaut verantwortlich ist. Einen guten Ausgleich schaffen hier ungesättigte Fettsäuren, also Radikalfänger: Omega-3-Säure und Fischöle, außerdem verschiedene Gemüse, zum Beispiel Tomaten und Avocados, Nüsse und andere Samen (Sesam, Kürbiskerne und dergleichen).

Mehr zu gesunder Ernährung für Knochen und Knorpel siehe Kapitel »Knorpel«.

Übergewicht

Oje, jetzt kommt auch noch der zweite Zeigefinger nach oben. Ist mir wirklich unangenehm. Aber es muss. Also: Gehören Sie zu den 24 % der Bevölkerung (bei Frauen und Männern gleich), die Adipositas, also starkes Übergewicht haben? Wissen Sie überhaupt, ob und wie viel Prozent Übergewicht Sie haben? Kennen Sie Ihren BMI (Body-Mass-Index, also das Körper-Masse-Verhältnis)? Wie rechnet man den nochmal aus und wofür braucht man den? (Siehe dazu Kapitel »Gelenke«.)

Denken wir uns zwei Gruppen von übergewichtigen Menschen: Die eine Gruppe liegt um maximal 20 % über ihrem Normalgewicht von 80 Kilo, also bei 81–96 Kilo. Die zweite hat mindestens 30 % Übergewicht, also 104 Kilo und mehr.

Wenn Sie zur zweiten Gruppe gehören, ist Ihr Risiko, an Arthrose zu erkranken, *dreimal* so hoch wie bei der ersten Gruppe (die ja immer noch übergewichtig ist). Ein Unterschied von 8–10 % im Körpergewicht macht also eine Risikoerhöhung um 300 % aus.

Das bedeutet als gute Nachricht: Jedes Gramm, das Sie abnehmen, lohnt sich doppelt und dreifach. Also gehen Sie's an – und lassen Sie sich auch durch die unvermeidlichen Rückschläge nicht entmutigen. Zu einer guten Arthrose-Therapie gehört auch die Ernährungsberatung. Denn es ist nie zu spät, mit Abnehmen anzufangen.

Metabolischer Schaden durch Bauchfett

Neben der übermäßigen Abnutzung der Gelenke birgt Übergewicht noch ein weiteres Arthrose-Risiko: eine Eigenart unseres Stoffwechsels (*metabolisch* bedeutet stoffwechselbedingt). Erst vor wenigen Jahren hat man herausgefunden, welche verhängnisvolle Rolle das Bauchfett spielen kann.[2] Gemeint ist damit nicht das äußerlich sichtbare Fett, das sich außen am Bauch anlagert, sondern ein Fettpolster, das innen zwischen den Därmen sitzt und durchaus eine wichtige Funktion hat. Es heißt *Omentum maius*, ist stark durchblutet, sorgt für Immunabwehr und schickt bei »Angriffen« Entzündungsmediatoren in Umlauf, die die Angreifer bekämpfen. So weit, so gut. Dieses Bauchfett gehört also eigentlich zu den »Guten«. Es hat hohe immunologische Potenz und schützt uns. Bei Verletzungen legt es sich auf den Darm und hilft manchen Menschen zu überleben.

Leider verwechselt das Immunsystem – wie zum Beispiel auch bei einer Allergie – gelegentlich eigene Körperstrukturen mit Angreifern. Sofort schickt es seine Armeen los. Wenn viel Bauchfett da ist, sind die Armeen entsprechend gut gerüstet. Und so gehen dann plötzlich massenhaft Entzündungsmediatoren auf unsere lieben, harmlosen Knorpel los im Glauben, sie seien Feinde.

Fatalerweise spielt sich dieser »Bürgerkrieg« in unserem Körper vollkommen unbemerkt ab. Da haben unsere Knorpel sich in Frühstück für die Entzündungsfaktoren verwandelt und

---

2 F. Berenbaum, Osteoarthritis as an inflammatory disease, 2012. www.ncbi.nlm.nih.gov/pubmed/23194896

schmelzen nur so dahin – und wir kriegen nicht das Geringste davon mit.

Hormonelle Auslöser

Frauen nach der Menopause können sich über manches freuen, über anderes weniger. Für die Knochen und Gelenke ist der niedrige Östrogenspiegel, die nun herrscht, leider nicht gut.

Bekannt ist das hormonell bedingte Osteoporose-Risiko. Das können Sie übrigens durch Bewegung vermindern, wie im Kapitel »Gelenke« dargestellt. Nicht so bekannt ist das steigende Risiko, aus hormonellen Gründen Arthrose zu bekommen. Wenn weniger Östrogen im Körper ist, vermindert sich die Durchblutung der Muskeln und Gelenke. Außerdem nimmt die Kollagenproduktion ab, und das wirkt sich nicht nur auf Haut und Bindegewebe aus – wie wir täglich im Spiegel sehen –, sondern auch auf Muskeln und Gelenke, die beide ebenfalls Kollagen benötigen.

Auch Finger-Polyarthrose ist vermutlich hormonell bedingt. Wenn Sie also eine Frau ab 50 sind und Gelenkschmerzen haben, muss das nicht zwingend an Abnutzung liegen. Lassen Sie es diagnostizieren. Immerhin werden Sie vielleicht früher durch Schmerzen gewarnt, wenn etwas nicht in Ordnung ist, denn Östrogen scheint auch die Schmerzempfindung herabzusetzen.

Allerdings ist es nicht nur Arthrose, die durch die hormonelle Umstellung während der Wechseljahre befeuert werden kann: In den Lebensjahren nach der Menopause steigt bei Frauen auch das Risiko, Rheumatoide Arthritis zu bekommen. Falls Sie also heftige Gelenkschmerzen bekommen, ist eine sorgfältige Diagnose wichtig. Und: Kopf hoch! Man kann immer etwas tun.

Uff, ist das schwer! Was bewirkt harte körperliche Arbeit?

Eines leuchtet wohl jedem unmittelbar ein: Berufstätige mit großer körperlicher körperlicher Belastung haben ein erhöhtes Arthrose-Risiko. Früher haben 99 Prozent der Menschen noch viel mehr und viel schwerer körperlich gearbeitet als ein Wald- oder ein Bauarbeiter heute – wer älter als 50 oder 60 wurde, hatte mit Sicherheit schwerste Arthrose. Selbst Ötzi, der eigentlich fit und erst Mitte 40 war, hatte sie. (Und noch ein bisschen Partywissen für Esoteriker: Eines seiner Tattoos war exakt auf dem Akupunkturpunkt für Arthrose platziert.)

Immer noch wird auf dem Bau mehr geschleppt, als gut wäre. Früher wog ein Zementsack allerdings 50 Kilogramm, heute sind höchstens 20 bis 25 Kilogramm erlaubt. Und auch sonst sind die Arbeitsbedingungen in Europa besser geworden dank sinnvoller Vorschriften für die Ergonomie am Arbeitsplatz: Bildschirmhöhe, Tischhöhe, Sitzhöhe, in den Fabriken Schutzvorrichtungen an den Maschinen. Roboter setzen heute die schweren Teile ein, die früher von Arbeitern herumgetragen wurden. X-mal am Tag in ein Auto die Türen hineinzuheben war eine klare Überlastung.

Es gibt aber immer noch Berufsgruppen, zum Beispiel Fliesenleger oder Arbeiter im Straßenbau (Presslufthammer …), die Arthrose als berufsbedingte Krankheit bekommen können.

… und Büroarbeit?

Auf der anderen Seite *sitzen* viele Menschen nur noch bei ihrer Arbeit. Die Dienstleistungsgesellschaft ist leider kein guter Dienst an den Gelenken. Es gibt zu wenig Ausgleich durch körperliche Tätigkeit.

Aber auch denen, die körperlich arbeiten, fehlt häufig die Balance, sie arbeiten einseitig und müssten ebenfalls etwas zum Ausgleich tun.

Arthritis / Rheuma als Ursache von Arthrose

Jede Arthritis mündet in die Arthrose und letztlich in die Zerstörung des Gelenks, des Gelenkknorpels. Die Immunreaktionen fressen den Knorpel an und zerstören ihn. Deshalb sollte man diese Entzündungsphasen am Gelenk schnell abbremsen, um zu verhindern, dass der Knorpel verschwindet.

Neurologische Ursachen

Dehnungsrezeptoren im Knie

Im Kapitel »Das verletzte Knie« ging es um die neurologischen Folgen eines Kreuzbandrisses, die den meisten nicht bekannt sind.

Der Vorgang (!) des Gehens ist komplizierter, als man vielleicht denkt. Gesteuert wird er auf vielfältige Weise durch Nerven. Einige dieser Nerven sitzen auf den Kreuzbändern. Sie fallen nach einem Kreuzbandriss aus, auch wenn das Band operativ durch körpereigenes Gewebe repariert wurde. Von jetzt an muss man in jedem Fall aktive Arthrose-Prävention betreiben. Sein Leben lang.

Weitere neurologische Ursachen

- Syphilis im Spätstadium muss heute eigentlich niemand mehr haben – und damit auch nicht mehr das sogenannte *Charcot-Gelenk*, in dem die Nervenbahnen zerstört sind und deshalb die Rückkopplung fehlt. Erkrankte haben kein Gefühl mehr für die Kraft in jedem Schritt. Ihr Gang gleicht dadurch einem Stampfen, das auf die Dauer Fuß- und Sprunggelenke zerstört.
- Ähnliches gilt bei der *Friedreich-Ataxie*, einer erblichen degenerativen Erkrankung des Nervensystems, bei der der Fuß nicht abrollt, sondern hart aufgesetzt wird.
- Nach einem *Schlaganfall* bleiben oft Lähmungen zurück. Dann fehlen die Nerven für die Koordination des Gelenks, die bisher für eine gesunde Bewegung sorgten.

- Eine Ursache für Arthrose in der Schulter können auch fehlende Nerven sein. Patienten bewegen ihre Arme dann unkoordiniert, und der Gelenkknorpel des Schultergelenks nutzt sich vermehrt ab. Wieso fehlen Nerven? Die Ursache ist erstaunlich (»Es gibt nichts, was nicht schiefgehen kann ...«), nämlich eine sogenannte *Syringomyelie*, das ist ein Hohlraum im Rückenmark, der angeboren oder durch Verletzung entstanden sein kann.

Bekommt jeder irgendwann Arthrose?

Streng mathematisch betrachtet heißt die Antwort: Nein. Nicht jeder. Ich habe schon bei 85- und 90-Jährigen ins Knie geschaut und dort die glatten, weißen, harmonisch gewölbten Knorpelflächen eines gesunden Gelenks gesehen – ohne den geringsten Schaden. Diese Patienten hatten keine Arthrose – kaum zu glauben, aber so war es.

Aber unter den Menschen, die das 50. Lebensjahr erreichen, bekommt sie doch fast jeder. Unweigerlich.

Was ist eine aktivierte Arthrose?

Aktiv ist immer gut – oder? Nun, im Zusammenhang mit Arthrose stimmt das leider nicht, denn aktiv wird hier – nach langem Schlummer – nur eine schmerzhafte Störung. Aktivierte Arthrose bedeutet, dass die Abnutzung bis zu einem gewissen Grad fortgeschritten ist. Die folgenden drei Faktoren genügen als Auslöser für eine Entzündung (die übrigens nicht bakteriell ist):

- Die Reizung der Knochenenden wegen zu dünner Knorpelschicht
- Abgeraspelte Knorpel-Teilchen
- Die darüber erboste Gelenkinnenhaut

Erinnern Sie sich, was die Gelenkinnenhaut tut? Alles, was schmerzt. Aber sie ist nicht die Böse. Sie signalisiert – und sie kämpft. Die Gelenkinnenhaut ist sozusagen unser körpereigener Rauchmelder und Feuerlöscher in einem.

Wahrscheinlich haben Sie Freunden bei einem Umzug geholfen, einen Jahresvorrat Getränke in den Keller geschleppt oder mal wieder eine richtig schöne Alpenwanderung mit ein paar Dreitausendern gemacht. Eine ungewohnte Belastung – und nun sagt das Gelenk: »Moment mal, alles kannst du aber nicht mehr mit mir machen. Vor allem nicht so plötzlich, ohne zu fragen, ob ich vorbereitet bin.«

Und deshalb haben Sie jetzt eine aktivierte Arthrose: ein dick angeschwollenes, überwärmtes, gerötetes, kräftig schmerzendes Gelenk. Die Gelenkinnenhaut ist also die Kassandra. Und Sie sollten ihre Warnung ernstnehmen.

Übersicht über die vermeidbaren Arthrose-Ursachen

- Nicht (oder nicht genügend) behandelte Verletzungen
- Monotone Sportarten
- Belastende Sportarten
- Zu wenig Bewegung, sitzende Lebensweise
- Übergewicht
- (Entzündungsmediatoren aus dem) Bauchfett
- Unausgewogene Ernährung

Arthritis: Was für eine Krankheit ist das?

Arthritis bedeutet »Entzündung im Gelenk«. Es ist ein Oberbegriff für die verschiedenen entzündlichen Gelenkerkrankungen, die es gibt. *Kollagenose* ist ein anderer Ausdruck für diese Krankheiten, der deutlich macht, dass dabei alle Bindegewebe des Körpers angegriffen sein können. Denn Kollagen, also Bindegewebe haben wir überall im Körper, in allen Organen, und auch in den Gelenken.

Eine Infektion durch Viren oder Bakterien kann ebenfalls eine Arthritis auslösen; diese kann dann ohne Folgen geheilt werden. Aber meistens ist, so nimmt man heute an, eine Störung des Immunsystems der Auslöser, so wie bei der häufigsten Art, der *Rheumatoiden Arthritis*.

Was bedeutet Autoimmunerkrankung? Der Körper hält infolge einer Veränderung im Immunsystem seine eigene Gelenkschleimhaut und die Knorpel für Fremdgewebe. Folgerichtig greift er beide an und versucht sie zu zerstören. Das ist verheerend für die Gelenke, weil die kostbare Knorpelschicht regelrecht »aufgefressen« wird, und zwar in recht kurzer Zeit. Früher (also bis vor etwa 15 Jahren) hieß das: Die Krankheit kam erst zum Stillstand, wenn und weil die gesamte Knorpelschicht zerstört war, die verrückt gewordenen Antikörper also keinen »Feind« mehr vorfanden. Die befallenen Gelenke waren dann steif – denn ohne die Knorpelschicht kann ein Gelenk nicht mehr bewegt werden.

Ohne Behandlung endet Arthritis also mit der Zerstörung der befallenen Gelenke. Deshalb ist es so wichtig, die Entzündung im Gelenk schnellstmöglich anzuhalten. Zum Glück gibt es mittlerweile mit den *Biologika* hochwirksame Mittel gegen Arthritis, die den dramatischen Selbstzerstörungsprozess stoppen können. Allerdings leider nicht immer. Ist ein Gelenk dennoch zerstört, also steif, helfe ich mit einem Gelenkersatz, einer sogenannten *Endoprothese* (dazu das nächste Kapitel).

Warum geschieht das?

Warum das Immunsystem beginnt durchzudrehen, ist noch nicht genau geklärt.

- Zweifellos gibt es eine genetische Veranlagung für Arthritis.
- Es kann aber auch mit einem ganz »normalen« **Virusinfekt** beginnen. Jeder Körper reagiert auf jeden Erreger anders.

- Ob **Umweltfaktoren** oder die **Ernährung** eine Rolle spielen, ist unklar. Besser belegt ist, dass **Rauchen** das Erkrankungsrisiko erhöht und die Heilungsaussichten verschlechtert.

Was passiert genau?

Wie bereits erläutert, ist die Rheumatoide Arthritis eine entzündliche Systemerkrankung, die das gesamte Bindegewebe betrifft, vorwiegend die Gelenkschleimhäute. In Folge der Entzündung schwellen die betroffenen Gelenke an, werden heiß und rot und schmerzen stark. Arthritis beginnt häufig an den Händen und Füßen. Diese werden bei einem Verdacht als Erste geröntgt. Häufig sind es Finger- und Zehengrundgelenke sowie Handwurzelknochen. Im Gegensatz dazu sind bei der Arthrose (Finger-Polyarthrose) die Fingerend- und Mittelgelenke betroffen.

Bei der Rheumatoiden Arthritis ist der Verlauf umgekehrt wie bei der Arthrose. Steht bei dieser die Abnutzung am Anfang und führt zu Entzündungen, so beginnt die Rheumatoide Arthritis mit Entzündungen der Gelenke, die am Schluss zu Gelenkschäden führt. Das bedeutet, eine Folge der Arthritis ist wiederum: Arthrose.

Symptome: Was spüren Sie?

Häufig entstehen an den Mittel- und Grundgelenken der Finger Verdickungen, die wie Knoten aussehen. Man erkennt seine Finger- und Zehenknöchel oft kaum wieder, so geschwollen sind sie. Typisch ist ein spiegelbildliches Auftreten: An beiden Händen sind die gleichen Gelenke betroffen. Je weiter die Krankheit voranschreitet, desto mehr Gelenke können befallen werden.

Zu den möglichen Symptomen zählen außerdem Fieber, große Müdigkeit und Appetitlosigkeit sowie ein allgemeines Krankheitsgefühl wie bei einer »Grippe«, also einem Virusinfekt.

Häufig tut es am Morgen weh – so kennen es viele auch von der Arthrose, nur dass der Schmerz bei Arthritis nicht nach den ersten Bewegungen vergeht, sondern über eine Stunde oder länger anhält.

Ein sehr häufiges Symptom bei Rheumatoider Arthritis: Je länger die Krankheit wütet, desto mehr weichen die Finger in Richtung Außenseite der Hand ab. Die Handwurzelknochen werden zerstört, verdrehen sich und verschieben sich nach außen, wozu auch der verschobene Muskel- und Sehnenzug beiträgt. Dasselbe passiert mit den Mittelhandknochen. Die Finger scheinen nach außen zu »wandern«.

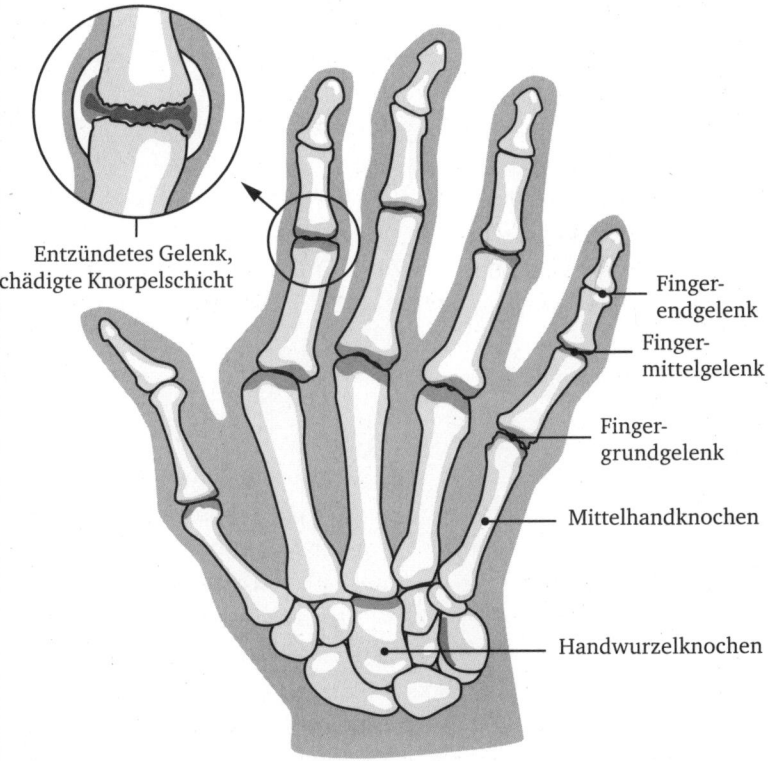

Hand mit Arthritis in den Fingergelenken

Man kann eine Schiene verordnen, die diesen Prozess aufhält und dafür sorgt, dass man mit den Fingern überhaupt noch greifen kann. Aber dank der Basistherapie (siehe Kapitel »Therapie«) kommt es heute glücklicherweise kaum noch so weit.

Unterarten der entzündlichen Gelenkerkrankungen

Monarthritis/Gicht

Eine Arthritis, die **nur ein Gelenk** befällt, nennt man *Monarthritis*. Hierher gehört auch der akute Gichtanfall, der häufig am Großzehen-Grundgelenk auftritt. Wenn der Harnsäurespiegel im Blut permanent zu hoch ist, wird die Harnsäure in Kristallform abgelagert, in Gelenk und Knorpel. Irgendwann führt das dort zu einer Entzündung und zu extremen Schmerzen.

Wenn die Diagnose feststeht, wählt man zur Behandlung Spritzen ins Gelenk, die gut gegen die Schmerzen helfen. Denn bei lokal begrenzten Symptomen hat es keinen Sinn, Tabletten einzunehmen, die den ganzen Körper behandeln – und auch ihre Nebenwirkungen dem ganzen Körper »spendieren«.

Oligoarthritis

Verschiedene Arten von Arthritis befallen nur **einige wenige Gelenke** (griechisch *oligos* = wenig). Sie sind häufig reaktiv, das heißt, es kommt im Rahmen einer Grippe zu entzündlichen Mitreaktionen an den Gelenkschleimhäuten. Eine Erkrankung, von der jedes Jahr im Frühsommer viel die Rede ist, kann solche entzündlichen Gelenkschmerzen ebenfalls hervorrufen. Gemeint ist die sogenannte *Lyme Arthritis*, verursacht durch die Borreliose-Bakterien, die bei einem Zeckenbiss in die Blutbahn freigesetzt werden können. Werden die Bakterien nicht erkannt oder nicht richtig behandelt, kann als drittes Stadium der Borreliose diese Form der Arthritis auftreten.

Polyarthritis

Bei der sogenannten Polyarthritis (griechisch *poly* = viel) sind in der Regel **viele Gelenke** betroffen. Die häufigste Form ist Polyarthritis ist die Rheumatoide Arthritis, also das »Rheuma«.

Eine Polyarthritis kann auch von der sogenannten *Hämochromatose* ausgelöst werden, also dem übermäßigen Speichern von Eisen in den Gelenken. Hierher gehört auch die sogenannte *chronische Gicht*. Dabei lagern sich Harnsäurekristalle im Gelenk und dem Gelenkknorpel ab. Ursache ist das Überangebot von Purinen aus der Ernährung – meist bei hohem Fleisch-, Käse- und Rotweinkonsum. Der Körper ist nicht in der Lage, die Purine zu verstoffwechseln. Diese Erkrankung ist in der Regel ein Wohlstandsphänomen – in Hungerzeiten gibt es sie nicht.

»Hüftschnupfen« bei Kindern

Manchmal reagieren die Gelenkschleimhäute bei Kindern einfach mit: Ein Kind hat eine Grippe, und plötzlich tut die Hüfte weh. Man kann dann einen Ultraschall machen und sieht dort einen Erguss im Gelenk, also eine geschwollene, mit zu viel Gelenkflüssigkeit gefüllte Gelenkkapsel. Die Gelenkinnenhaut reagiert genauso wie die Nasenschleimhaut und »weint« dann sozusagen mit. Eine solche reaktive Arthritis ist harmlos – wenn der Schnupfen weg ist, ist auch die Hüfte wieder ok.

Schuppenflechte

Wer Schuppenflechte hat, sollte nicht nur zum Hautarzt gehen. Mit dieser Autoimmunkrankheit ist man möglicherweise beim Rheumatologen gut aufgehoben. Denn leider befällt Schuppenflechte (*Psoriasis*) häufig auch die Gelenke, vor allem die kleinen, also Finger und Zehen, und dort auch die Endgelenke (im Unterschied zur Polyarthritis). Eine typische Ausprägung ist der sogenannte Wurstfinger (*Daktylitis*). Die Immunreaktion befällt dann nur einen einzelnen Finger, der mit seinen entzündeten Gelenken so anschwillt, dass jede Kontur verlorengeht. Dieses Phänomen hilft bei der Diagnose der Psoriasis-Arthritis, weil es nur bei dieser Krankheit auftritt.

Morbus Bechterew

Die *Ankylosierende Spondylitis* (»Versteifende Wirbelentzündung«), die früher *Morbus Bechterew* genannt wurde, ist eine Form von chronischer Arthritis.

Die Krankheit war lange nicht heilbar, reagiert aber gut auf Biologika. Um die Symptome zu lindern, sind Physiotherapie und allgemein viel Bewegung wichtig. Meist müssen entzündungshemmende Mittel gegeben werden.

Biologika werden übrigens gentechnisch hergestellt und sind teuer. Erst seit es gesicherte Studien zu ihrer Wirksamkeit gibt, dürfen Kassenärzte sie bei Morbus Bechterew verschreiben.

Diagnose bei Gelenkerkrankungen: Arthritis? Arthrose?

Wenn Patienten mit Schmerzen in den Gelenken zum Arzt kommen, wird er im Laufe der Untersuchung feststellen, um welche Gelenkkrankheit es sich handelt. Er wird fragen, ob *ein* Gelenk betroffen ist oder viele. Welche sind es? Knie? Hüfte? Oder mehrere Fingergelenke? Wie lange hat der Patient den Schmerz schon? Wann spürt er ihn: Bei den ersten Schritten nach längerem Stillsitzen oder Liegen? Wann im Tagesverlauf? Lässt der Schmerz nach einigen Schritten nach? Oder bleibt er beständig? Hat man auch dann Schmerzen, wenn man ganz ruhig sitzt oder liegt?

Klinische Untersuchung: Gelenkbewegungen

Bei *Klinische Untersuchung* denkt man vielleicht »Klinik«, also Krankenhaus, aber das ist nicht gemeint. Es geht um eine normale ärztliche Untersuchung durch Augenschein, Fragen (»Wo tut es weh?«, »Wie ist diese Bewegung für Sie?«, »Welche Art von Schmerz und wie stark auf einer Skala von 1 bis 10?«), wo nötig Tastuntersuchung. Dabei werden geprüft: der Schwellungszustand, die Gelenkbeweglichkeit und der Bandhalt.

Manchmal ist das vordere Kreuzband nicht mehr vorhanden. Vielleicht ist es vor 20 Jahren unbemerkt gerissen. Im Lauf der Jahre schrumpft manchmal der Stumpf zusammen, manchmal wächst er auch am hinteren Kreuzband an, manchmal zieht er sich zusammen wie ein Knäuel.

Ebenso werden Innen- und Außenband getastet. Alles in allem eine erste Untersuchung ohne Apparate.

Im Kapitel »Hüfte« wurde schon erwähnt, dass bei Arthrose die Beweglichkeit des Gelenks abnimmt. Dies geschieht bei jedem Gelenk in einer bestimmten Reihenfolge. Man nennt das auch *Kapselmuster*: Welche Bewegungen sind noch möglich, welche sind schmerzhaft oder schon blockiert? Daran erkennt man, bis zu welcher Phase Arthrose fortgeschritten ist, denn eingeschränkte Beweglichkeit ist eins der Hauptsymptome.

Ultraschall

Wie bereits im Kapitel *Hüfte* erwähnt, kann man mit Ultraschall nicht ins Gelenk hineinschauen. Das Einzige, was wir im Ultraschall im Bezug auf Arthrose sehen können, ist, ob die Gelenkkapsel verdickt ist, ob also ein Flüssigkeits-Erguss vorliegt, der Zeichen einer Entzündung ist. Aber die Arthrose als solche kann man nicht sehen.

Röntgen

Ein ganz normales Röntgenbild kann Arthrose anzeigen, wenn sie schon weiter fortgeschritten ist und es knöcherne Veränderungen gibt. Knorpel werden ja im Röntgenbild nicht abgebildet. Das Röntgenbild hinkt also dem Verlauf der Erkrankung hinterher, denn Knorpelschäden, die zuerst auftreten, sind dort nicht zu sehen. Dafür ist das weiter unten erläuterte MRT besser geeignet.

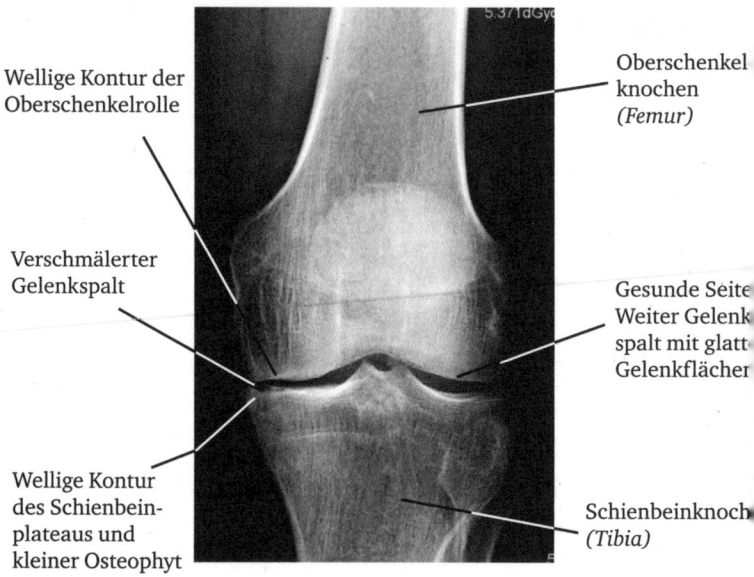

Arthrose-Knie mit verschmälertem Gelenkspalt; in der Mitte gut erkennbar die Kreuzbandhöcker (Röntgenbild)

Folgende im Röntgen sichtbare Veränderungen deuten auf Arthrose hin:

- Verschmälerung des Gelenkspalts
- Bildung von knöchernen Randzacken

- Verdichtung der Knochen unterhalb des betroffenen Gelenkknorpels
- Verformung der Gelenkfläche

Auch manche *Ursachen* für Arthrose (auch Präarthrose genannt) sieht man im Röntgenbild, zum Beispiel Fehlstellungen wie etwa einen falschen Winkel im Hüftgelenk (O- oder X-Stellung). Durch bloßen Augenschein ist das nicht festzustellen.

CT

Die Computer-Tomografie (CT) stellt die Knochen am besten dar. Wegen der damit verbundenen radioaktiven Strahlung verwendet man sie aber nicht bei jedem Fall von Arthrose.

Bei Patienten mit Gelenkersatz (Endoprothese) kann man durch diese bildgebende Methode sehen, wie stabil der umgebende Knochen noch ist.

MRT

Mit der Magnet-Resonanz-Tomografie (MRT) können Knorpelschäden sichtbar gemacht und sämtliche Weichteile abgebildet werden. Sowohl Bänder als auch die Kapsel kann man damit sehen. Allerdings ist der Knochen nicht so gut »aufgelöst« (sichtbar) wie im CT und beim Röntgen.

Der große Vorteil des MRT ist, dass es keine Strahlenbelastung gibt. Und man sieht auch etwas, wenn noch keine knöchernen Veränderungen da sind. Zur Feststellung von Arthrose ist das also sinnvoller als Röntgen, jedoch muss nicht jeder mit Gelenkschmerzen gleich ins MRT.

Besonders gut am MRT: Wir können dort die Veränderungen der Durchblutung sehen. Zum Beispiel, ob durch Verletzung ein Knochenödem vorliegt, oder ob es ein Gebiet mit verminderter Durchblutung gibt, was auf eine sogenannte *aseptische Knochen-Nekrose* hinweist.

Skelett-Szintigrafie

Daneben gibt es noch die sogenannte Drei-Phasen-Skelett-Szintigrafie (von lateinisch *scintillare* = funkeln, flackern). Sie wird eigentlich in der Krebs-Diagnose eingesetzt, zum Aufspüren von Metastasen, kann aber auch dem Orthopäden gute Dienste leisten. Eine radioaktive Substanz (»Marker«) wird über eine Vene eingespritzt und lagert sich überall dort an, wo ein vermehrter Knochenumbau stattfindet. Während des Einspritzens wird das Skelett gescannt (Einschwemmphase), dann nach 30 Minuten erneut (in dieser frühen Phase kann man die Gefäße sehen), und nochmals nach zwei Stunden (in der späten Phase sieht man nur diejenigen Knochen, die sehr aktiv sind). Den erhöhten Knochenumbau kann man in Gestalt schwarzer Punkte hervorstechen sehen.

Diese Methode ist zur Feststellung von Arthrose, aber auch bei Rheuma geeignet, um zu sehen, welche Gelenke betroffen sind; außerdem bei allgemeinen Entzündungen, und auch bei Patienten, die Beschwerden mit einem Gelenkersatz (Endoprothese) haben, um zu sehen, ob die Prothese locker ist. Denn von außen ist das nicht immer zu erkennen, auch wenn ein Gelenk schmerzt.

Auf diese Weise kann man eine genauere Diagnose stellen und gezielter behandeln. Die Weichteile (Bindehäute, Knorpel ...) können ebenfalls mit diesem Verfahren, in diesem Fall mit der Weichteil-Szintigrafie, gescannt werden.

Rheuma-Scan

Bereits im Frühstadium lassen sich mit dieser Methode entzündliche Prozesse aufgrund der gestörten Mikrozirkulation im Gewebe erkennen. Der Scan erfolgt, nachdem man einen Fluoreszenzfarbstoff gespritzt hat.

Laborchemische Verfahren

Es gibt noch keine ausgereiften Verfahren, um durch eine Blutprobe festzustellen, ob jemand Arthrose hat. Die Wissenschaft ist auf der Fährte, die Tests sind jedoch noch nicht standardisiert und ausgereift und deshalb nicht auf dem Markt. Ihr Ziel ist es, die Abbauprodukte verletzter Knorpel im Blut nachzuweisen. So weiß man immerhin, dass eine Arthrose vorliegt – wenn auch noch nicht, wo. Um das herauszufinden, braucht man die anderen Verfahren.

Anders ist es bei Arthritis, dort gehören die Blutuntersuchungen (wie zum Beispiel auf CRP, den Entzündungsmarker) schon länger zur Diagnose.

Arthroskopie

Arthroskopie als Diagnoseverfahren? Ist das nicht eine Operation? Das ist richtig, wenn auch nur eine minimalinvasive Operation, also ohne großen Hautschnitt, lediglich mit zwei kleinen Löchern. Wörtlich bedeutet der Begriff aber »ins Gelenk schauen«. Durch die kleine, aber leistungsstarke Lampe am Ende des einen Operationsbestecks ist die Sicht auf die Gelenkstrukturen und ihren Zustand hervorragend.

Also nur mal nachgucken? Das nun auch nicht. Während einer Arthroskopie kann man einige nützliche Dinge tun, vorsichtig »ein bisschen aufräumen« im Gelenk, wie Ärzte das gern nennen. Lose Enden eines gerissenen Meniskus nähen oder, falls nicht möglich, entfernen; Knorpel glätten; Osteophyten abtragen. Was noch, lesen Sie im Kapitel »Therapie«.

Es ist schon vorgekommen, dass eine vorläufige Diagnose bei heftigen Knieschmerzen »Meniskusriss« lautete (nach MRT), und sich dann bei der Arthroskopie herausstellte: Der Meniskus war intakt, aber das Gelenk hatte Arthrose im fortgeschrittenen Stadium. Die Arthroskopie kann also auch als Diagnose-»instrument« interessant sein.

Rheuma oder nicht?

Habe ich Rheumatoide Arthritis? Beim Arzt wird das so untersucht:

ACR/EULAR-Klassifikationskriterien für die Rheumatoide Arthritis			
A	Gelenkbeteiligung		Punktzahl
		1 großes Gelenk	0
		2–10 große Gelenke	1
		1–3 kleine Gelenke (mit/ohne Beteiligung von großen Gelenken)	2
		4–10 kleine Gelenke (mit/ohne Beteiligung von großen Gelenken)	3
		10 Gelenke (davon mindestens 1 kleines Gelenk)	5
B	Serologie		
	(mindestens 1 Testergebnis erforderlich)	Negative RF *und* negative CCP-AK	0
		Niedrig-positive RF *oder* niedrig-positive CCP-AK	2
		Hoch-positive RF *oder* hoch-positive CCP-AK	3
C	Akute-Phase-Reaktion		
	(mindestens 1 Testergebnis erforderlich)	Unauffälliges CRP *und* unauffällige BSG 0	0
		Erhöhtes CRP *oder* beschleunigte BSG 1	1
D	Dauer der Beschwerden		
		< 6 Wochen	0
		≥ 6 Wochen	1

> Für eine »definitive« Rheumatoide Arthritis sind ≥ 6 von 10 Punkten erforderlich.

RF = Rheumafaktor (ein Antikörper), CCP-AK = der für Arthritis spezifischste Antikörper, CRP = ein Protein im Blut, der wichtigste Entzündungs-Marker, zeigt allgemein Enzündungsreaktionen an, BSG = Blutkörperchensenkungsgeschwindigkeit.

Der Arzt fragt Sie bei Punkt A und D nach Ihren Symptomen und sonstigen Beobachtungen wie dem zeitlichen Verlauf. Eine Blutuntersuchung wird gemacht (B und C). Alle Ergebnisse bekommen »Punkte«, insgesamt gibt es maximal 10 Punkte.

Was ist mit »Großen Gelenken« gemeint? Das sind Schulter, Ellenbogen, Hüfte, Knie, Sprunggelenk. Wenn bei allen vier Untersuchungen zusammengerechnet 6 bis 10 Punkte vergeben werden, ist die Diagnose Rheumatoide Arthritis bestätigt, die Therapie muss beginnen.

Warum so viele Untersuchungen? Weil kein Symptom, kein Blutwert bedeutet allein eine sichere Diagnose. Rheumafaktoren etwa sind bei Arthritis meistens im Blut vorhanden, aber nicht immer. Umgekehrt können Rheumafaktoren auch auf andere Krankheiten verweisen. Relativ viele gesunde Menschen (bis zu 10 Prozent) haben leicht erhöhte Rheumafaktoren im Blut. Und auch bei anderen Krankheiten kann der Rheumafaktor erhöht sein, unter anderem bei einer akuten Virusinfektion (»Grippe«).

12 Therapie

Man kann etwas tun!

Wenn Arzt und Patient beginnen, über Therapien zu sprechen, liegt fast immer eine Arthrose vor. Aber was bedeutet »Therapie« eigentlich bei einer Krankheit, die nicht gestoppt, sondern deren Fortschreiten allenfalls verlangsamt werden kann? So schlimm es klingt: Bei Arthrose ist jede Therapie tatsächlich rein symptomatisch, sie besteht schlicht im Lindern, also in Schmerzbekämpfung und Verzögerung – und nicht im Heilen. Immerhin schlägt die Schmerztherapie, also die Bekämpfung der akuten Entzündung, meist schnell an – oft so gut, dass man zwischendurch vergisst, was man hat.

Gleichzeitig spielt bei dieser Krankheit **Prävention** eine besonders große Rolle; ihr habe ich deshalb ein eigenes Kapitel (Nr. 14) gewidmet.

Arthrose-Patienten müssen nach dem ersten Schock mit der Erkenntnis leben lernen, dass sie diese Erkrankung bis an ihr Lebensende haben werden. Zugleich gewöhnen sie sich auch an die Verhaltensregeln, die dafür sorgen, dass die Zerstörung ihrer Gelenkknorpel so langsam wie möglich fortschreitet.

Zu bedenken ist bei der Entscheidung für eine Therapie und für Präventionsmaßnahmen auch: Je früher man damit beginnt, desto erfolgreicher wird man sein.

Schmerzen und Schmerztherapie

Nehmen wir an, Sie haben Arthrose. Vielleicht wird der Arzt bei der ersten Diagnose erstaunt sein, dass Sie nicht schon viel früher gekommen sind. Sie hatten doch sicher Schmerzen. Denn er stellt fest, dass Sie bereits »auf der Felge laufen«. Sie selbst wundern sich auch. Weil der Arzt »jetzt schon« eine Operation empfiehlt. Ist das wirklich notwendig?

Oder ganz anders: Sie haben große Schmerzen, aber der Arzt »findet nichts« oder sagt, Ihre Gelenkschäden seien noch gar nicht so weit fortgeschritten. Dann heißt es weitersuchen. Gern auch bei Spezialisten oder Therapeuten, die sich die Zeit nehmen, Ihre Lebensumstände und Ihre Persönlichkeit genau anzuschauen. Ist in Ihrem »Schmerzgedächtnis« schon zu viel gespeichert? Und wie bekommt man das da wieder heraus?

Kann Ihnen in Ihrer Nähe niemand helfen, wenden Sie sich vielleicht an ein Schmerzzentrum. In den letzten Jahren hat es viele neue Erkenntnisse zu chronischem Schmerz gegeben, und man betrachtet manches anders als noch vor zehn oder zwanzig Jahren.

Schmerz in Gelenken entsteht vor allem durch Entzündungen. Wie bereits erläutert, ist eine Entzündung eigentlich etwas »Gutes«, nämlich die kraftvolle Abwehrreaktion des Körpers auf Eindringlinge, auf fremde, schädliche Mikroorganismen.

In der Regel kommt der Schmerz von der Gelenkinnenhaut. Sie leidet unter:

- Austrocknung infolge mangelnder Versorgung mit Gelenkflüssigkeit
- Unterversorgung durch fehlende Bewegung
- Reizung durch abgeschabte Knorpelpartikel, die wie Sand scheuern
- freigesetzten Entzündungsmediatoren

Je nach Stadium der Arthrose schaut der Arzt also per Arthroskopie (siehe Kapitel »Arthritis«) ins Gelenk und wird dort auch ein bisschen »aufräumen«. Oder Sie bekommen eine Hyaluronsäure-Spritze (siehe weiter unten), die die Schmerzen reduziert und den Gleitvorgang optimiert.

Wenn die unklaren Schmerzen anhalten, wird wahrscheinlich mit dem MRT abgeklärt, was die Ursache ist. Dann bekommen Sie Schmerzmittel, die gleichzeitig die Entzündung bekämpfen.

Gleichzeitig wird sicherlich Physiotherapie verschrieben zur Mobilisierung, zur Entspannung und zum Muskelaufbau. Die schmerzlindernden Medikamente helfen nach wenigen Tagen. Die Physiotherapie benötigt je nachdem einige Wochen oder Monate, bis es Ihnen wieder gutgeht und Sie wieder mobil sind.

Es kann gut sein, dass Ihre Beweglichkeit am Ende der Therapie besser ist als vor dem Beginn der Schmerzen. Sie hatten vermutlich schon einige Jahre »knochenungesund« gelebt, und das hat sich nun geändert. Sie werden die Schmerzen mit der Zeit vergessen, aber Ihre neuen Gewohnheiten sollten Sie unbedingt beibehalten, sonst kommt unweigerlich der nächste Arthrose-Schub, der schlimmer wird als der erste.

Schmerzmittel NSAR

Zur Schmerzbekämpfung gibt es grundsätzlich zwei Möglichkeiten. Die eine heißt *Cortison* (siehe nächsten Abschnitt). Die andere heißt *NSAR*, das bedeutet *nicht-steroidale Anti-Rheumatika*. Was heißt steroidal? Steroide sind dasselbe wie Cortison. Die NSAR tragen also in ihrem Namen die Information, dass sie kein Cortison sind. Aber auch sie können ernste Nebenwirkungen haben, besonders auf Herz und Kreislauf sowie auf Magen und Darm. Dies gilt vor allem bei einer Langzeitanwendung. Der Arzt versucht, das am besten verträgliche Mittel für Sie zu finden. Beispielsweise gibt es für magenempfindliche Patienten Medikamente, die recht gut verträglich sind.

Cortison

Cortison ist das stärkste Medikament, das es zur Bekämpfung von Entzündungen gibt. Man kann es lokal anwenden, dann ist das Risiko großer Nebenwirkungen nicht so groß. Lokal bedeutet in unserem Fall: eine Spritze direkt in das betroffene Gelenk. Sie wirkt schnell gegen die Schmerzen, beseitigt aber, ebenso wie die NSAR, nicht die Ursachen der Entzündung, sondern nur die Symptome.

Die Spritzen wirken so effektiv, dass es den Patienten oft scheint, sie seien geheilt. Darin besteht eines der Risiken dieses Medikaments: dass unbesorgt wieder belastet wird, obwohl das Gegenteil richtig wäre.

Die Wirkung einer Cortisonspritze hält etwa zwei oder drei Monate an. Beliebig oft lässt sich diese Methode der Schmerzbekämpfung nicht wiederholen – das Risiko von Nebenwirkungen wie Gewichtszunahme, Wassereinlagerungen, Bluthochdruck, lokalem Gewebeabbau und erhöhter Infektions-Anfälligkeit wird dann zu groß.

Orthesen, Bandagen

Fast jede Arthrose beruht auf einer geringfügigen Unregelmäßigkeit unseres Knochenbaus. Wir wundern uns vielleicht, wenn wir statt der erwarteten Operation Schuheinlagen, Pufferabsätze oder Abrollhilfen verschrieben bekommen, um beispielsweise auszugleichen, dass unsere Beine verschieden lang sind. Was sollen die paar Millimeter schon ausmachen … Aber dass sie sehr wohl einen Unterschied machen, merken wir ja gerade an unseren deformierten Gelenken.

Probieren Sie diese kleinen Helfer ruhig aus. Sie werden staunen, um wie viel angenehmer das Gehen plötzlich wird. Ähnliches gilt für Orthesen, auch wenn es etwas umständlich ist, die Bandage täglich um das Knie zu schnallen, und man sich den

Kopf darüber zerbricht, ob man die Orthese nun unter oder über der Hose tragen soll.

Physiotherapie: Dehnen und lockern

Physiotherapie soll vor allem dabei helfen, sich künftig richtig zu bewegen, sodass die Bewegungen positiv auf die Gelenke wirken und die Abnutzung nicht noch schneller voranschreitet.

Aber sie kann, gerade bei Arthrose, auch kurzfristig schmerzlindernd wirken und wird dazu erfolgreich eingesetzt. Die Muskeln werden wohltuend gedehnt und sanft gelockert. Wenn in einer akuten Phase nichts anderes geht, wird das schmerzende Gelenk ganz vorsichtig passiv bewegt. Gute Physiotherapeuten lassen Sie nur Bewegungen machen, die Sie schmerzfrei ausführen können. Diese Fachleute können auch tasten, welche Sehne, von deren Existenz Sie keine Ahnung hatten, sich eventuell verkürzt hat. Und sie wissen mit kundigem Griff rasch Abhilfe zu leisten.

Akupunktur

Akupunktur gehört nicht zu meinem Behandlungsspektrum. Jedoch scheint sie, wie auch manch andere naturheilkundliche Anwendung, bestimmten Patienten zu helfen, was natürlich immer zu begrüßen ist. Deshalb meine ich: »Alles, was hilft, ist gut.« Ob es dann der Placeboeffekt war, spielt angesichts der unheilbaren Arthrose mit ihren schwer therapierbaren Schmerzschüben eine Nebenrolle.

Endorphine

Endorphine sind körpereigene Hormone, die bei Stress, Erregung und bei Freude ausgeschüttet werden und schmerzstillend wirken.

Sie wissen selbst, was bei Ihnen positive Gefühle hervorruft. Chorsingen? Das schon erwähnte Tanzen? Spazierengehen und die täglichen Veränderungen der Landschaft im Jahreslauf bewusst wahrnehmen? Ihre Rosen pflegen (ohne sich zu viel zu bücken ...)? Es gibt noch viele andere Möglichkeiten. Schaffen Sie einen positiven Ausgleich zu den Beeinträchtigungen, die nun zu Ihrem Leben gehören.

Auch eine gute Massage lockert nicht nur die Muskeln und sorgt allgemein für Entspannung, sondern kann durch die Berührung der Haut auch eine schmerzlindernde und stimmungsaufhellende Ausschüttung von Endorphinen bewirken.

Hyaluronsäure-Injektionen

Kann ich mein Gelenk »ölen« lassen wie eine quietschende Tür? Wer macht das und wie? Hyaluronsäure – das lange Wort kennen Sie vielleicht im Zusammenhang mit der etwas rabiaten Verjüngung von Gesichtshaut. Von Natur aus kommt diese Substanz aber in unseren Gelenken vor. Und sie ist ungeheuer wichtig für deren Beweglichkeit und Schmerzfreiheit.

Chemisch gesehen handelt es sich um eine Kette aus Zuckermolekülen; und wie Zucker hat auch die Hyaluronsäure eine hohe Wasserbindungsfähigkeit. Man gewinnt sie aus Hahnenkämmen (nur für Patienten ohne Hühnereiweiß-Allergie geeignet) oder stellt sie gentechnisch her. In jedem Fall spritzt man sie direkt in ein schmerzendes Arthrose-Gelenk. Warum hilft das so gut? Hyaluronsäure ist von Natur aus reichlich in jedem Gelenk vorhanden als ein Hauptbestandteil der Gelenkflüssigkeit oder Gelenkschmiere *Synovia*, deren erfreuliche Wirkung in den Kapiteln »Die Gelenke« und »Das sanfte Kissen« beschrieben wurde. Sie sorgt für wirksames Schmieren und glattes Gleiten. Leider wird allerdings der Anteil der Hyaluronsäure an der Gelenkschmiere im Lauf des Lebens immer geringer. Besonders in einem von Arthrose befallenen Gelenk sinkt ihr Anteil; außerdem ändert sie ihre chemische Zusammensetzung ein wenig, sie ist »kurzkettiger«.

So kann man mit frischer Hyaluronsäure die Schmierung im Gelenk per Spritze merkbar verbessern. Die Wirkung hält bis zu einem Jahr an, zumal der Körper durch die zugeführte hochviskose Hyaluronsäure angeregt wird, selbst welche nachzuproduzieren. Irgendwann aber baut sich die zugeführte Hyaluronsäure doch wieder ab, und schließlich ist von ihr fast nur noch eine wasserartige Flüssigkeit übrig, mit der die Schmierung nicht so gut funktioniert.

Natürlich bedeuten Spritzen ins Gelenk grundsätzlich eine Infektionsgefahr. Aber wenn die nötige Erfahrung da ist und die hygienischen Maßnahmen, also die völlige Sterilität der Umgebung, strikt beachtet werden, ist diese Gefahr minimiert. Darauf achtet jeder Arzt sorgfältig, denn bei einer bakteriellen Gelenkinfektion hat man ein ganz großes Problem. Jeder Infekt ist einer zu viel.

Physiotherapie: Muskeln wieder aufbauen

Wenn die akute, extrem schmerzhafte Phase vorbei ist, kann die Wiederbelebung Ihrer Muskeln so richtig beginnen. Sie werden überrascht sein, wenn der Physiotherapeut Ihnen zeigt, was Sie alles für Muskeln haben, wie schwach deren momentane Leistung ist und wie viel Sie tun können, um sie zu kräftigen.

Haben Sie beispielsweise Kniearthrose, dann ist es nicht nur wichtig, die Beinmuskeln zu kräftigen, sondern genauso den »Restkörper«. Sie merken nach einer Weile, dass die Beine, also auch die Knie, nicht mehr so schwer tragen müssen, weil die Rumpfmuskeln mitarbeiten und Sie scheinbar leichter werden.

Beratung

Die Diagnose »Arthrose« verändert das Leben. Sicher, das tut jede chronische Krankheit – aber bei Arthrose hängt es stärker als bei anderen Erkrankungen vom Verhalten des Patienten ab, wie schnell oder langsam sie fortschreitet. Deshalb ist Beratung hier besonders wichtig. Idealerweise gibt es in Ihrer Region ein zertifiziertes Arthrose-Zentrum, das den Patienten mithilfe eines Arthrose-Therapiepasses erklärt, wo er überall hin muss, und das die Arbeit der vier Akteure koordiniert, die es für eine nachhaltige und ganzheitliche Arthrose-Therapie braucht: Orthopäde, Physiotherapeut, Orthopädietechniker (Sanitätshaus) und, falls Übergewicht mit im Spiel ist, Ernährungsberater.

Magnetfeldtherapie

Wir erinnern uns: Die Ernährung des Gelenks geschieht natürlicherweise durch Bewegung. Wenn ein Gelenk so deformiert ist, dass es nicht mehr bewegt werden kann, springt die Magnetfeldtherapie ein: Das Magnetfeld erzeugt Ionenströme, dank deren Nährstoffe durch Diffusion in die Zellen gepumpt werden.

PRP oder Plättchen-Reiches Plasma

PRP ist eine Therapie, die auf die Selbstheilungskräfte des Körpers setzt und diese unterstützt – aber mit Hilfe einer hochtechnologischen Methode: Man entnimmt ein wenig Blut vom Patienten und gewinnt daraus durch Zentrifugieren ein Konzentrat mit einem hohen Anteil an *Thrombozyten*. Thrombozyten, das klingt nicht zufällig nach »Thrombose« und den dazugehörigen lästigen Kratzstrümpfen. Es handelt sich um die Blutkörperchen bzw. -plättchen, die für die Gerinnung zuständig sind. Für uns sind sie aber vor allem interessant, weil sie auch viele Wachstumsfaktoren enthalten. Genau die möchte man verstärkt im Gelenk haben, denn sie bekämpfen die Entzündung. Dafür spritzt man das Substrat in ein betroffenes Gelenk oder auch in eine Sehne, die heilen soll. Diese Therapie ist sinnvoll und bewährt, wenn …

- … die Knorpelschicht schon vollkommen verschwunden ist und der Patient »auf der Felge« läuft, das Gelenk also zerstört ist

- ... Hyaluronsäure schon nicht mehr wirkt
- ... der Patient noch keinen Gelenkersatz will

Die Wirkung von PRP hält maximal ein Jahr an. Danach bleibt, je nach Leidensdruck, nur noch die Endoprothese.

Nahrungsergänzung

Wer hätte das gedacht: Hyaluronsäure kann man auch essen. Der Körper eines jungen Menschen produziert Hyaluronsäure selbst. Er braucht dafür zwei »Bausteine«, auf die wir weiter unten eingehen. Sie sind nur dann ausreichend vorhanden, wenn die Nahrung häufig Knorpel und Bindegewebsteile von Tieren enthält. Das ist in unserer Kultur eher selten der Fall, deshalb empfiehlt sich für alle, besonders aber für ältere Menschen, der Griff zur Kapsel. Sie enthält die »Bausteine«, aus denen der Körper selbst den Knorpel aufbaut: Sie heißen *Glucosamin* und *Chondroitin*. Diese Nahrungsergänzung wird vom Körper wirklich aufgenommen, gelangt dorthin, wo sie wirken kann, und ist deshalb sinnvoll.

Und jetzt kommt der Pferdefuß: Die meisten unter dem Namen »Hyaluronsäure« angebotenen Nahrungsergänzungsmittel wirken nicht. Die oft empfohlene *Gelatine* enthält die Nährstoffe zwar, aber in viel zu geringer Konzentration. Man müsste täglich einen Liter aufgelöster Gelatine trinken, um eine Wirkung zu erzielen. Na denn Prost.

Woran erkenne ich die richtige Nahrungsergänzung, die meine Knorpel wirklich gut ernährt und so vor schneller Abnutzung schützt? Das entscheidende Stichwort heißt *SYSADOA* (= *Symptomatic Slow Acting Drugs in OsteoArthritis*), also »Symptomatisch langsam wirkende Arthrose-Medikamente«. Die Bezeichnung besagt, dass es sich nicht um schnell und direkt schmerzlindernde Mittel handelt. Ihre Wirkung tritt verzögert ein, hält dafür aber lange nach dem Absetzen des Mittels an.

Diese Substanzen werden vom *American College of Rheumatology* (ACR) empfohlen, der Vereinigung der amerikanischen Rheumatologen.

Folgendes müssen Sie beim Kauf beachten: Die beiden entscheidenden Bestandteile, *Chondroitin* und *Glucosamin*, werden sowohl als *Chlorid* wie auch als *Sulfat* angeboten. Nur die *Sulfate* sind ausreichend hoch konzentriert und lagern sich nachgewiesenermaßen an die Knorpel an, sodass sie von ihnen aufgenommen werden. Die *Chloride* hingegen sind wirkungslos, da zu flüchtig. Sie werden einfach verdaut und vom Körper, wie andere Nahrung, als Energiequelle verwendet, erreichen also den Knorpel gar nicht.

Also, bitte merken: *Chondroitin-Sulfat* und *Glucosamin-Sulfat* taugen was.

Chondroitin-Chlorid und *Glucosamin-Chlorid* hingegen sind für die Tonne.

Bewegungsprofil

Und woher weiß ich, dass die Substanzen aus den Nahrungsergänzungskapseln wirklich bei den Knorpeln ankommen? Für die Tests der Wirksamkeit wurden sie mit einer geringen Dosis radioaktiver Strahlung behandelt. Durch Skelett-Szintigrafie konnte man nun feststellen, dass die radioaktiven Partikel sich an die Knorpel angelagert hatten.

Letzter Ausweg Operation

Es gibt also doch eine Therapie, die heilt und nicht nur Schmerz bekämpft? Je nachdem, was mit »Heilen« gemeint ist, kann man sagen: Ja, die gibt es, und Ihr Arzt wird sie Ihnen unter Umständen empfehlen. Je nach Ursachen und Stadium der Arthrose gibt es verschiedene Optionen:

Arthroskopie

Diese Diagnose- und Operationsmethode wurde schon ausführlich beschrieben. Einerseits kann man damit eine genaue Diagnose stellen, andererseits bestimmte Eingriffe vornehmen, wie zum Beispiel:

- Einen kaputten Meniskus behandeln, der immer wieder eingeklemmt wird. Da er an der Einklemmungsstelle den Knorpel verschleißt, nimmt man sinnvollerweise die abgerissenen Teile des Meniskus weg.
- *Osteophyten* abtragen. Das sind die Anbauten, die der Knochen als Reaktion auf die fehlende Knorpelschicht bildet. Die Osteophyten verbessern aber die Gelenkbewegung nicht, sondern erschweren sie. Außerdem können die Bänder daran reiben und verschleißen. Also werden die Osteophyten bei der Arthroskopie weggefräst.
- Ein gerissenes Kreuzband ersetzen.
- Einen Kreuzbandersatz, der unstabil geworden ist, wieder stabilisieren.
- Einen Meniskus-Längsriss nähen.
- Knorpel-Knochen-Fragmente refixieren: Manchmal reißt bei einem Knorpelabriss ein Knochenstück mit ab; dieses wird dann wieder an seinen Platz bugsiert und mit resorbierbaren Zuckerstiften oder, bei größeren Schäden, mit einer speziellen Schraube fixiert.

Bei einer Arthrose des Schulter-Eckgelenks muss manchmal das äußere Ende des Schlüsselbeins operativ entfernt werden, wenn die Cortison-Therapie nicht anschlägt.

Knorpelreparatur

Seit etwa 15 oder 20 Jahren kann man kleinere, eng umgrenzte Knorpelschäden »reparieren«, sodass der Knorpel an dieser Stelle wieder hochwächst. Solche Knorpelverletzungen entstehen meistens beim Sport oder anderen Unfällen. Wenn die Knorpelschicht sonst unversehrt ist und der gegenüberliegende Knochen ebenfalls eine heile Knorpelschicht hat, dann gibt es mehrere Möglichkeiten:

Mikrofakturierung

Bei sehr kleinen Defekten bohrt man den Knochen unter dem Knorpel an mehreren Stellen ganz leicht an. Aufgrund der Mikroverletzung bildet sich an diesen Stellen Ersatzknorpel, also der im Kapitel 4 erwähnte »Faserknorpel«.

Während der Neubildung darf man das Gelenk sechs Wochen lang nicht belasten. Diese Zeit ist für Sportler – die für die Operation vor allem in Frage kommen – sehr lang, denn sie müssen hinterher mit dem Muskelaufbau ganz von vorne anfangen.

Knorpel-Knochen-Zylinder

Ist die Verletzung dafür zu groß, kann man an einer intakten, nicht belasteten Stelle mehrere größere Knorpel-Knochen-Zylinder entnehmen – maximal 2 Quadratzentimeter insgesamt in der Fläche. Diese Stücke kann man zu einem Teil zusammenfügen und – wie einen Korken in den Flaschenhals – genau in das Loch hineindrücken. Die Entnahmestelle füllt sich mit Narbengewebe auf.

Stellen Sie sich den Knochen mit der Knorpelschicht wie eine Orange mit ihrer dicken Schale vor. Bei einer typischen Sportverletzung wird an einer Stelle ein dickes Stück aus der Schale (Knorpelschicht) »herausgerissen«. Die Ränder rund um dieses Loch sind vergleichsweise hoch. Zur »Reparatur« setzt man das Ersatzstück einfach hinein.

Knorpelzellen-Züchtung

Ist die Stelle größer als die erwähnten 2 Quadratzentimeter, muss man noch etwas anderes machen, denn für so eine große »Reparatur« hat man im Knochen nicht genug gesundes Material zum Verpflanzen. Für solche Fälle gibt es inzwischen ein Verfahren, Knorpelzellen aus körpereigenem Material zu züchten, so dass sie nicht durch eine Immunreaktion abgestoßen werden. Dabei entsteht sogar eine Art Knorpel, die dem hyalinen, also dem hochwertigen Knorpel, den wir von Natur aus haben, sehr nahekommt. Zur Reparatur setzt man die gezüchteten Knorpelzellen auf den vorbereiteten Knochengrund. Durch die hohen Ränder sind sie geschützt und können deshalb zuerst an- und dann »in Ruhe« hochwachsen – etwa wie die nachwachsende Küchenkresse in einem dieser Pappschächtelchen. Auch dafür brauchen sie sechs Wochen Ruhe, ohne dass auf dem Gelenk (meistens ist es das Knie) gelaufen wird.

Auf jeden Fall sind diese neuen Knorpelzellen viel besser als der Faserknorpel, der üblicherweise im Körper von selbst nachwächst. Das Verfahren ist allerdings noch sehr teuer und wird nicht automatisch von den Krankenkassen übernommen.

Bei kleineren Knorpelverletzungen eignen sich diese drei eleganten und wirksamen Methoden ausgezeichnet. Aber leider kann man sie nicht zur Behandlung von Arthrose einsetzen – und damit auch nicht bei älteren Patienten. Warum nicht?

Bei Arthrose ist der Knorpelschaden nicht eng umgrenzt, sondern großflächig und mit flachen Rändern. Und – ganz wichtig – er besteht nicht nur auf der einen Seite des Gelenks, sondern auch auf der gegenüberliegenden. Würde ich nun auf der einen Seite des Gelenks neuen Knorpel einsetzen, würde der bei der ersten Bewegung von der zerfurchten anderen Seite »weggewischt«. Es ginge zu wie in einer zerrütteten Ehe: Sobald der eine Partner ein neues Hobby für sich ausprobiert, haut ihm der andere mit dem Schrubber dazwischen.

Deshalb wäre es sinnlos, den Eingriff bei einem älteren Menschen vorzunehmen, der schon Arthrose hat. Das Verfahren klappt nur, wenn die Umgebung des Lochs glatter, unversehrter Knorpel ist – auf beiden Seiten. Sonst kommen Stellen unter Druck, die keinen Druck haben dürfen. Leider muss man hier also sagen, dass die Medizin noch nicht weiter ist.

Gelenkerhaltende Umstellung

Bei *Achsenfehlstellung* (meist als O- oder X-Bein bezeichnet) kann es helfen, ein keilförmiges Stück aus dem Knochen herauszusägen und das Bein so wieder zusammenwachsen zu lassen. Lief der Patient bis dahin (bei O-Beinen) ausschließlich auf der Innenseite seines Knochens herum – beziehungsweise (bei X-Beinen) auf der Außenseite –, so belastet er nach einer Umstellungs-OP das Gelenk gleichmäßig; oder man stellt es so ein, dass jetzt die Gegenseite stärker belastet wird, die bisher geschont wurde. Das kann für viele Jahre große Erleichterung bringen.

Zu diesem Eingriff entschließt man sich nur, wenn der Leidensdruck hoch ist und man sich von der Maßnahme eine erhebliche Verbesserung erhofft.

Wie wird so eine Operation ausgeführt? Am Schienbeinkopf wird keilförmig der überschüssige Knochen herausgesägt, die Knochenflächen werden aufeinandergestellt und mit einer Platte fixiert. Das hält. Später, wenn es gut zusammengewachsen ist, kommt die Platte wieder heraus.

Vor der OP

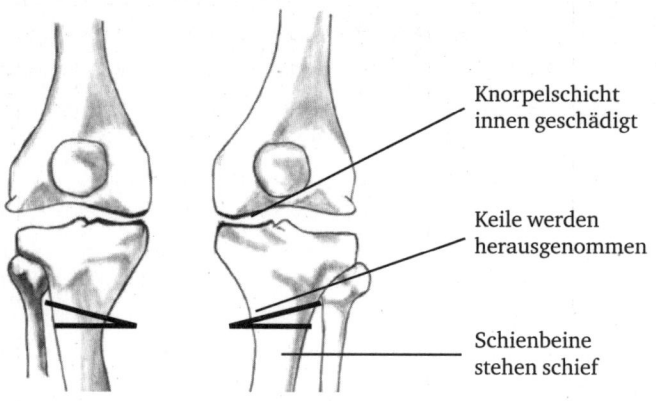

Knorpelschicht innen geschädigt

Keile werden herausgenommen

Schienbeine stehen schief

Nach der OP

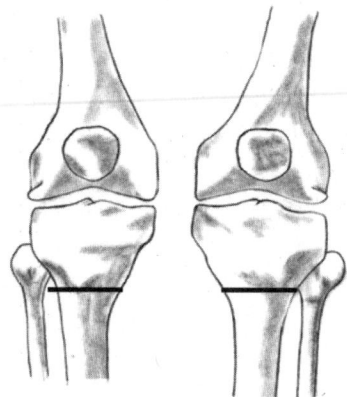

O-Bein-Korrektur durch Herausnahme eines Knochenstücks

Der große Nachteil sind die Schraublöcher. Denn auch wenn die Schrauben wieder herausgenommen werden und die Löcher zuwachsen können, sind diese Stellen doch nie mehr richtig belastbar. Durch die Operation ist der Knochen trotz aller Sorgfalt unweigerlich ramponiert. Denn an den ehemaligen Schraublöchern wächst kein richtiges Knochenmaterial nach, sondern eine Art Bindegewebe, genauer: Faserknorpel. In dem kann später keine Prothese festwachsen.

Wenn derselbe Patient einige Jahre später doch eine Endoprothese braucht (was praktisch immer der Fall ist), braucht man aber eine glatte Knochenfläche und insgesamt möglichst viel intakte Knochenmasse.

Manchen Patienten, die sich eine Umstellung ihrer Achsenfehlstellung wünschen, rate ich deshalb lieber gleich zu einer Endoprothese. Diese hat dann bessere Aussichten, lange zu halten.

Eine umstellende Operation ist absolut sinnvoll bei:

- Hüftdysplasie, also einer erheblichen Fehlstellung in der Hüfte
- einem Knochenbruch, der in einer Fehlstellung verheilt ist, zum Beispiel einem schief stehenden Sprunggelenk.

In diesen Fällen kann man sagen: Da wird sich absolut sicher eine Arthrose entwickeln. Und zwar bald, und auch schnell verlaufend. Das muss man nicht abwarten, sondern kann gleich operativ umstellen.

Die umfangreichste Operation, die **Endoprothese**, also den Gelenkersatz, habe ich in einem eigenen Kapitel behandelt (siehe Kapitel 13).

Therapie der Schulter

Die schmerzende, also geschädigte Schulter behandelt man zunächst »konservativ«. Das hat nichts mit Politik zu tun, sondern bedeutet »bewahrend«, also ohne chirurgischen Schnitt. (Ausnahme: Eine bereits weit eingerissene Supraspinatussehne muss baldmöglichst operiert werden, solange es überhaupt noch etwas zu nähen gibt.)

Die konservative Behandlung beginnt meist mit der Schmerzbekämpfung. Sobald die Schmerzen verringert sind, kann die Physiotherapie beginnen, die in der Regel sehr gute Ergebnisse zeitigt. Wenn das Gelenk nicht (mehr) entzündet ist, kann Wassergymnastik helfen.

Bei einer Arthrose des Schulter-Eckgelenks haben sich Cortisonspritzen direkt ins Gelenk gut bewährt. Man bekommt dadurch die Entzündung aus dem Gelenk. Die Wirkung hält in der Regel lange an und es gibt keine Probleme mehr. Dieses Gelenk hat ja wenig zu tun.

Eine *Kalkschulter* kann, wenn das Kalkdepot nicht zu groß ist, gut mit einer Stoßwellentherapie behandelt werden. Es kommt zu einer therapeutisch gewollten Entzündung, die durchaus schmerzhaft ist, in deren Zuge das Kalkdepot aber resorbiert wird. Danach sind die Schmerzen verschwunden. Eine größere Kalkmenge sollte nur durch eine Operation (Arthroskopie) entfernt werden; bei einer Stoßwellentherapie wären die Schmerzen zu groß.

Ist die Sehne noch zu retten?

Wenn der Schaden an der Supraspinatussehne noch gering ist, kann Physiotherapie helfen. Dort lernen die Patienten, die bisher vernachlässigten Muskeln zu trainieren und ihre durch Überlastung verkürzten vorderen Muskeln zu dehnen. Damit helfen sie ihrer bedrängten Sehne und verhindern aktiv weiteren Schaden.

Operation

Ab einem gewissen Stadium wird man Ihnen zur Operation raten. Was wird dort gemacht? Ich operiere nur noch arthroskopisch, das heißt in sogenannter Schlüsselloch-Technik, als Gelenkspiegelung ohne großen Hautschnitt. Das Schultergelenk teilt sich in einen Raum außerhalb des Gelenks und einen innerhalb des Gelenks auf. Mithilfe des Arthroskops lassen sich diese beiden Räume besser einsehen als bei der früher normalen Methode der offenen Operation.

Nähen der Rotatorenmanschette

Die zur Rotatorenmanschette gehörende, verletzte Supraspinatussehne kann genäht werden. Das ist eine häufige Operation und sehr effektiv. Nach der OP muss der Arm vier Wochen lang ruhig gelagert werden, und zwar ein wenig abgespreizt, damit das Nahtmaterial und die Sehne während der Heilung entlastet sind und sie in aller Ruhe auf dem Knochen festwachsen kann. Das wird durch eine Orthese (Bandage) mit einem speziellen Entlastungskissen erreicht, das für die »Abduktion«, also die Abspreizung sorgt. Regelmäßig wird dann der Arm durch einen Physiotherapeuten vorsichtig bewegt, damit während der Heilung im Gewebe keine Verklebungen entstehen.

Platz schaffen

Die Schultersehnen unter dem Schulterdach müssen wieder mehr Platz bekommen. Das ist wichtig, weil sie sonst aufgerieben werden und reißen können. Nach der medikamentösen Befreiung vom Schmerz versuchen wir, den Platz zunächst durch Physiotherapie zu schaffen und ein Muskelgleichgewicht herzustellen.

Wenn das nicht genügt, kann an der Unterseite des Schulterdachs etwas vom Knochen abgetragen werden. Oft ist die Unterseite dieses Knochens aufgerieben und aufgefasert. Diese OP (ebenfalls arthroskopisch) macht man, wenn sich ein Impingement (Einklemmung) nach einem halben Jahr konservativer Behandlung noch nicht gebessert hat.

Straffen der Gelenkkapsel nach Luxation

Bei einer Schulter-Ausrenkung oder Auskugelung reißt in der Regel die Kapsel am vorderen Pfannenrand. Der herausspringende Schulterkopf bahnt sich gewaltsam den Weg aus der Pfanne in diese Kapseltasche. Diese Tasche muss in einer Operation verkleinert werden. Sonst besteht die Gefahr erneuter Luxationen. Die Rückfallrate ist hoch. Es empfiehlt sich, gleich beim ersten Mal zu operieren. Nach der OP darf man den Arm sechs Wochen lang nicht außenrotieren – sonst geht alles von vorne los!

Es gibt Menschen, bei denen das Gewebe besonders weich ist (sie können alle Gelenke weit umbiegen, ohne dass es wehtut). Bei ihnen kommen Luxationen leicht und ohne Schmerz vor. Manche können sogar spontan den Oberarmkopf aus der Pfanne heraus- und wieder hineinschieben.

Endoprothese

Eine fortgeschrittene Arthrose des Schultergelenks ist selten, weil wir nicht auf den Armen laufen. Tritt sie doch auf, kann ein Ersatzgelenk eingesetzt werden. Diese Operation ergibt gute Ergebnisse.

Wenn Supraspinatussehne und Supraspinatusmuskel zerstört waren, konnte man bis vor einigen Jahrzehnten, wie erwähnt, nichts tun. Seitdem gibt es auch für das Schultergelenk eine Endoprothese (Ersatzgelenk), die man einsetzen kann. Dabei wendet man gewissermaßen einen Trick an: die sogenannte *inverse Schulterprothese*. »Invers« bedeutet »umgekehrt«. Man setzt also die künstliche Gelenkpfanne dorthin, wo vorher der Oberarmkopf saß – und umgekehrt.

Dadurch verlagert man den Drehpunkt des Oberarmkkopfs in der Pfanne um 2–3 Zentimeter nach außen – und befähigt damit den Deltamuskel, den Oberarm anzuheben. Denn obwohl er unser stärkster Schultermuskel ist, kann der Deltamuskel den Arm normalerweise nicht aus der hängenden Grundstellung hochheben. Für die ersten 10 bis 20 Winkelgrad braucht es – sozusagen als »ersten Gang« zum Anfahren an der Kreuzung – den Supraspinatus. Erst danach übernimmt der *Musculus deltoideos*.

Dank des trickreichen »Verkehrtherum-Einbaus« des künstlichen Schultergelenks kriegt der Deltamuskel das Armheben ganz alleine hin. Der Nachteil: Man kann den Arm dann nicht mehr drehen. Aber wenn Sie sich mal im Alltag beobachten, werden Sie bemerken, wie oft sie den Arm heben – und wie selten Sie ihn aus dem Schultergelenk drehen müssen. Die meisten Drehbewegungen, beispielsweise beim Einschrauben einer Glühbirne, machen wir ja mit den Unterarmknochen.

Alternative Therapien

Ob nun Akupunktur, Heileurythmie oder Tai Chi – auch wenn ich die alternativen Therapien nicht verschreiben kann und nicht aktiv empfehle, weil das nicht meine Richtung ist, plädiere ich doch für eine pragmatische Haltung. Jeder Mensch »tickt« anders, bei jedem hilft auch etwas anderes. Ich als Chirurg freue mich, wenn ich Menschen durch eine Operation helfen kann. Gleichzeitig gilt aber für mich: **»Alles, was hilft, ist gut.«** Finden Sie das, was Ihnen hilft!

Therapie bei Arthritis

Die Schmerztherapie bei Arthritis/Rheuma ist nicht grundsätzlich anders als die bei Arthrose. Bei der rheumatoiden Arthritis muss man unterscheiden – geht es um eine sogenannte **Monarthritis**, ist also nur ein Gelenk betroffen, oder sind es viele Gelenke? Tun die Schultern weh, und die Knie, Füße, Hände, also das klassische Rheuma? In diesem Fall, wo alles wehtut, hat es keinen Zweck, lokal (also direkt in ein Gelenk) ein Medikament zu spritzen, man muss mit Tabletten arbeiten. Wir sprechen von einer systemischen Therapie im Gegensatz zu einer lokalen.

Befindet sich ein Patient in der akuten Phase, kann Cortison für den Anfang durchaus helfen. Gleichzeitig leiten wir die immunmodulierende Therapie ein, die sogenannte Basismedikation. Dafür gibt es jetzt zum Glück die sogenannten **Biologika**, sodass die massiven Zerstörungen der Gelenke bei fortgeschrittener Arthritis viel seltener als früher vorkommen.

Biologika sind eine völlig neue Art von Medikamenten, nämlich künstlich hergestellte Eiweiße, die den menschlichen Proteinen so ähnlich sind, dass sie gezielt auf die Entzündungskaskade einwirken. Die muss man sich vorstellen wie bei einer Kette aus Dominosteinen. Fällt der erste Stein, fallen alle andere auch. Das Biologikum unterbricht die Kette und verhindert den Fall der nachfolgenden Steine. Es gibt verschiedene Biologika, die an verschiedenen Stellen angreifen – sozusagen »am ersten Dominostein«, »am fünften« oder an anderen. So unterdrücken sie wirkungsvoll Entzündungen.

Die Gefahr dabei: Biologika greifen in die körpereigene Abwehr ein (daher der Name »immunmodulierend«, also »das Immunsystem verändernd«). Dadurch kann eine andere Erkrankung wie etwa eine Infektion aufflackern, die vielleicht im Körper schlummert – eine Hepatitis oder eine Tuberkulose beispielsweise, die der Patient durchgemacht hat und die sein Körper seither in Schach hält, kann dann wieder ausbrechen. Das ist der Nachteil.

Auch muss man sagen, dass Biologika nicht bei allen Patienten wirken, und dass sie, vor allem bei langdauernder Einnahme, unerwünschte Nebenwirkungen haben, wie Hautreaktionen, Kopfschmerzen und Infektanfälligkeit. Es gibt allerdings verschiedene Mittel, sodass man wechseln kann, um die Nebenwirkungen möglichst zu umgehen. Die Mittel werden auf Dauer eingenommen, um die Entzündungsaktivität niedrig zu halten.

Bei den chronischen Formen der Arthritis sind die Aufgaben der Therapie vor allem:

- Schmerzbekämpfung
- Mittel gegen Entzündungen
- »Immunmodulation«, also Dämpfen der überschießenden Immuntätigkeit

Als Immunmodulator nimmt man in der Regel **Methotrexat**. Da es ein Folsäureantagonist ist, gibt man schon am nächsten Tag **Folsäure** dazu, um die Nebenwirkungen möglichst klein zu halten. Das klappt in der Regel recht gut. (Folsäure ist ein wichtiges Vitamin, so dass ein Antagonist, also ein Gegner, eigentlich nicht erwünscht ist im Körper.) Es ist das Mittel, das am meisten verschrieben wird gegen die rheumatischen Erkrankungen.

Risiken

Abgesehen von den beschriebenen starken Nebenwirkungen besteht vor allem bei Spritzen ins Gelenk (zum Beispiel mit Cortison) theroretisch immer eine Infektionsgefahr. Es kommt extrem selten vor, aber wenn Bakterien ins Gelenk gelangen, wird das ein sehr ernstes Problem (septische Arthritis). Ein bekanntes Beispiel ist der Handballer Holger Glandorf, der 2012 wegen einer Infektion nach Cortisonbehandlung fast seinen Fuß verloren hätte. Sorgfältigste Hygiene ist deshalb oberstes Gebot. Wird es beachtet, ist das Risiko gering.

13 Künstliche Gelenke (Endoprothesen)

Man weiß gar nicht, worüber man mehr staunen soll: Über die technischen Wunderwerke, die mittlerweile jedes Jahr Hunderttausenden von Patienten wieder zu höherer Lebensqualität verhelfen – oder darüber, wie haushoch ein gesundes natürliches Gelenk seinem künstlichen Kollegen immer noch überlegen ist. Alles zu ersetzen, was die Natur zu bieten hat, geht bisher leider nicht. Aber was geht, ist erstaunlich genug.

Die Entscheidung

Seit etwa 50 Jahren ist es möglich, ein Gelenk zu ersetzen, das nicht mehr bewegt werden kann. Die sogenannten Endoprothesen haben mittlerweile ihre Kinderkrankheiten und Anfangsprobleme hinter sich, und die Operation bedeutet eine große Erleichterung für Patienten mit massiven Gelenkschmerzen – besonders seit der Eingriff Routine geworden ist. Über 200 000 Patienten entschieden sich 2014 in Deutschland für eine »neue Hüfte«. Bei den Kniegelenken sind die Zahlen in den letzten Jahren gestiegen und lagen zuletzt bei über 140 000. Damit haben wir die beiden mit Abstand häufigsten Ersatz-Operationen genannt, aber auch Schultergelenke wurden ersetzt (über 10 000), Sprunggelenke (etwa 1 000) und je etwa 1 000 Ellenbogen-, Finger- und Zehengelenke.

Welche Aspekte spielen eine Rolle, wenn Arzt und Patient miteinander über die Entscheidung pro und contra Gelenkersatz sprechen?

Motive

Die grundsätzliche Frage, die jeder Patient für sich beantworten muss, lautet: Kann ich mich mit meinen Einschränkungen arrangieren, kann ich sie akzeptieren? Oder möchte ich, dass mein Leben noch einmal anders wird? In der Regel muss man folgende Überlegungen in die Entscheidung einbeziehen:

- Will der Patient weiterhin ein aktives, sportliches Leben führen, vielleicht auch weiter Nordic Walking oder Skilanglauf betreiben? Dies trifft heute auch auf Patienten über 60 und oft sogar über 70 zu. Sie brauchen ein beweglicheres Gelenk.
- Sind die Schmerzen im zerstörten Gelenk selbst in Ruhestellung nicht mehr auszuhalten, und wird auch der Schlaf gestört?
- Kann sich der Patient nur wegen seines Gelenkschadens nicht mehr selbst versorgen, weil er die 500 Meter bis zum Supermarkt und die Treppen nicht mehr schafft? Hier reden oft auch die Angehörigen mit, die nicht nur dem Patienten, sondern auch sich selbst wünschen, dass er wieder beweglich wird und damit selbstständig bleibt.
- Ist der Patient bereit, seine sportlichen Hobbys der veränderten Situation anzupassen? Sich wie ein Auto ein neues Ersatzteil einbauen zu lassen und weiterzumachen wie davor, funktioniert nicht. Marathon laufen und Fußball spielen kann man auch mit einer Endoprothese nicht mehr – die würde schnell locker werden.
- Ist der Patient schon dauerhaft bettlägerig? So jemandem eine Endoprothese einzusetzen, ist nur eine sinnlose Strapaze. Der Eingriff muss ja auch einen Nutzen für ihn haben.
- Weigert sich der Patient kategorisch, als Vorbereitung auf die OP und die Reha zur Krankengymnastik zu gehen? Dann tut man mit einer Operation niemandem einen Gefallen, sondern wirft Perlen vor die Säue.

Zu lange sollten Sie sich für die Entscheidung nicht Zeit lassen, denn bei einem versteiften Gelenk leiden auch Muskeln, Sehnen und Bänder, und das wird immer schlimmer. Vom Zustand dieser Gewebe hängen aber sowohl das Operationsergebnis als auch Ihre künftige Lebensqualität mit dem »neuen Gelenk« ab.

Für eine gute Entscheidung ist es wichtig, dass der Patient gut aufgeklärt wird, sich alles gründlich überlegt und dann folgende Fragen für sich klärt:

- Was will ich noch?
- Was ist mir wichtig?
- Wie viel will ich mich noch bewegen?
- Ertrage ich lieber den Zustand mit unbeweglichem Gelenk und arrangiere mich damit, als die Veränderungen zu akzeptieren, die eine neue Lebensphase mit sich bringt?

Beurteilung aus medizinischer Sicht

Früher war man zurückhaltend mit dem Gelenkersatz, insbesondere bei Patienten, deren Lebenserwartung noch mehr als 20 Jahre betrug. Heute rät man früher zur Endoprothese, vor allem aus drei Gründen:

- Die Materialien haben sich deutlich verbessert, sodass die Endoprothesen kaum noch locker werden. Die frühere Faustregel »Das hält maximal 15 Jahre, und danach geht nichts mehr« ist zum Glück überholt.
- Erst die langjährige Erfahrung mit Endoprothesen hat die Mediziner darauf gebracht, dass das Ergebnis einer Gelenkersatz-OP umso besser ist, je früher sie geschieht und je weniger die Krankheit fortgeschritten ist. Warum ist das so? Wir haben es schon gesagt: »Die Natur ist ein Minimalist.« Alles Gewebe, das nicht benutzt wird, wird abgebaut – die Muskulatur, die Sehnen und Bänder. Die Gelenkkapsel des ruhig gehaltenen Gelenks schrumpft. All das nach der OP wieder auf Vordermann

zu bekommen, ist auch mit einem schicken Gelenkersatz enorm aufwendig und arbeitsintensiv. Wenn ich aber jemanden operiere, der noch relativ fit ist, kommt er hinterher viel schneller wieder auf die Beine und profitiert viel mehr davon. Darum sind wir heute eher dafür zu sagen: »Lieber ein bisschen früher, dann haben alle mehr davon.«

- Als Arzt, der schon viele Endoprothesen eingesetzt hat, sehe ich auch folgenden Aspekt: Endoprothesen verlängern das Leben, weil sie Bewegungen wieder ermöglichen, die vorher gar nicht mehr stattfanden. Und Bewegung stärkt den Menschen, weil alle Muskelbewegungen das gesunde Leben im Körper in Gang halten, und weil Bewegung immer auch Herz-Kreislauftraining bringt. Einem Patienten, der sich nicht mehr bewegt, drohen Herzinsuffizienz und baldiger Tod.

Die Fingergelenke

Kurzer Rückblick in das Kapitel »Therapie«: Ein Finger-Endgelenk kann eingesteift werden, ohne dass die Beweglichkeit massiv beeinträchtigt wird. Den Betroffenen stört es – im Vergleich zur akuten Schmerzphase – nicht sehr.

Anders ist es beim Mittel- oder Grundgelenk eines Fingers, das durch Arthritis zerstört, also steif geworden ist. Hier bräuchte man einen Gelenkersatz, denn dieses Gelenk soll wieder beweglich werden. Bedauerlicherweise erfüllt bisher kein Gelenkersatz für diese Stelle wirklich die Anforderungen, weil die Fingergelenke besonders kompliziert sind.

Was sozusagen schweren Herzens funktioniert, ist ein Platzhalter aus Silikon. Den gibt es schon lange. Ein richtiges künstliches Gelenk kann man ihn nicht nennen. Er sieht aus wie ein Viereck aus Silikon mit zwei Zapfen daran, die in den beiden Knochen stecken und die Fingerglieder sozusagen auf Abstand halten. Dank der Eigenschaften des Silikons kann man den Finger ein bisschen beugen und strecken. Aber man kommt nicht mehr auf die normale Beweglichkeit und nicht auf die volle Streckung. Einen Faustschluss bekommt man damit auch nicht mehr hin. Den meisten Arthritis-Patienten kommt es jedoch vor allem darauf an, endlich die Schmerzen loszuwerden, die vom befallenen Gelenk ausgehen.

Allerdings stellen wir Ärzte höhere Ansprüche. Deshalb setze ich Silikonersatz in den Fingern kaum noch ein. Ich bin immer dafür, das Gelenk beweglich zu erhalten oder eine Beweglichkeit wieder hineinzubekommen, statt es einzusteifen.

Risiko

Eine Operation bedeutet natürlich immer ein Risiko – auch wenn Komplikationen sehr selten sind. Der Gelenkknorpel ist wehrlos gegenüber Angriffen, denn er hat keine Immunzellen. Aus diesem Grund muss bei Operationen am offenen Gelenk die höchste Hygienestufe herrschen. Die seltenen Infekte, die trotz allem auftreten, bleiben rätselhaft. Es können auch bereits Keime im Körper vorhanden sein, die während oder nach der OP in das Gelenk wandern, sich auf der Endoprothese niederlassen und dort tückischerweise warten, bis irgendwann eine geschwächte Abwehr ihnen die Möglichkeit bietet, sich zu vermehren. Die Endoprothese kann sich ja nicht gegen die Keime wehren und auch keinen Alarm schlagen. Eine sinnvolle und notwendige Operation aus Angst vor einer Infektion zu unterlassen, wäre jedoch übertrieben.

Auch die Sorge, ein alter oder gesundheitlich schwacher Mensch könnte die Narkose nicht überstehen, verhinderte früher manche Operation. Heute spielt sie kaum noch eine Rolle, denn die Anästhesie hat sich mächtig weiterentwickelt. Heute verträgt ein 90-Jähriger die Narkose so gut wie ein Jüngerer, das ist nicht mehr das Problem.

Eine Entscheidung müssen Sie aber nicht nur über die »Ob-Frage« treffen, sondern auch darüber, *wo* Sie den Eingriff machen lassen wollen. Nicht alle Kliniken, die ihn anbieten, haben die wünschenswerte Erfahrung. Darauf sollten Sie unbedingt achten und sich eingehend erkundigen.

Voraussetzungen

Vor der Entscheidung über eine Endoprothese durchläuft man alle Möglichkeiten, die Physiotherapie und Schmerztherapie bieten, und ändert seinen Lebensstil in Richtung: mehr Bewegung ohne Belastung. Wenn dann trotzdem klar ist, dass die Operation das kleinere Übel gegenüber dem Schmerz ist, geht es an die Vorbereitungen.

In welchem Zustand ist das Gelenk? Wenn es sich um das Knie handelt: Sind die Kreuzbänder noch intakt? Das spielt eine große Rolle dafür, welche Endoprothese bei Ihnen eingesetzt werden kann und welche Bewegungen Sie später werden machen können. Es gibt

- Endoprothesen, bei deren Implantation beide Kreuzbänder erhalten werden,
- solche, bei denen nur das hintere Kreuzband erhalten wird,
- und auch solche, die ohne Kreuzbänder auskommen.

Welche Vorgeschichte bringt der Patient ansonsten mit? In welchem Zustand sind die beteiligten Knochen, die »Nachbarn« des Gelenks, das ersetzt werden soll? Diese Nachbarn sind ja in diesem Fall Hauptdarsteller, denn sie müssen einen Teil ihrer Knochenmasse hergeben und sollen gleichzeitig die sichere Basis für die Endoprothese bieten, damit sie möglichst lange fest sitzt.

Wurde an den Knochen schon einmal eine Operation gemacht? Besonders Umstellungsoperationen bei Fehlstellungen knabbern gehörig an den Knochen: Es musste Knochenmasse abgetragen werden, um die Oberfläche genau passend zu machen, und Löcher für die Schrauben waren nötig. Vor einer Umstellungsoperation bei einem älteren Menschen, zum Beispiel bei erheblichen

O- oder X-Beinen, überlegt man deshalb, wie erwähnt, ob man nicht stattdessen gleich eine Endoprothese einsetzt, denn sie wird sowieso in einigen Jahren nötig sein. Mit der Endoprothese kann man problemlos auch das Bein gerade richten.

Und, ja: Knochen wachsen nach, aber die Knochenmasse ist an solchen Stellen hinterher nicht genauso fest wie vorher. Das wäre für den »Normalbetrieb« vielleicht nicht so relevant – aber wenn ein künstliches Gelenk Halt finden soll, dann schon.

Wie stabil die Knochenmasse ist, hängt auch vom Alter und dem sonstigen Gesundheitszustand ab. Und davon – Sie erraten schon, was jetzt kommt –, wie viel der Patient sich in den letzten Jahren bewegt hat.

Je besser Ihre Muskeln vor der Operation in Form sind, desto besser wird Ihre Rehabilitation verlaufen, also auch: Desto besser können Sie hinterher das Knie bewegen, Treppen laufen, beugen, aufstehen, sich hinsetzen … Mehr braucht man dazu nicht zu sagen.

Was wird gemacht?

Jetzt wird es recht handfest-pragmatisch. Superinteressant für abgebrühte Zeitgenossen und begeisterte Heimwerker, eher nicht für empfindliche Gemüter. Ich erkläre das hier am Beispiel des Knies.

Die Endoprothese wird in die Gelenkkapsel eingesetzt. Es wird also nicht, wie man vielleicht denken könnte, das gesamte Knie an beiden Knochen abgesägt und ersetzt. Es wird nur vorne am Knie ein Schnitt gemacht, dann kann man die Kniescheibe zur Seite klappen und hält die Kapsel mit den Bändern links und rechts zur Seite weg. So kommt man an alle Stellen heran, die man braucht. Man reseziert (entfernt) die notwendigen Knochenteile und schafft mit der Knochensäge die passenden Schnittebenen, je nach Form des Knochens gerundet.

Ich arbeite immer ohne Zement. Die Knochenenden »überkrone« ich mit Metall. Dazwischen kommt ein Inlay aus Polyethylen als eine Art künstlicher Meniskus und um die Formschlüssigkeit zu gewährleisten.

Wichtig ist beim Knie, die Seitenbänder (Innen- und Außen-) zu erhalten und dabei auf die richtige Spannung zu achten. Wenn diese zu sehr verändert wird, kommt es sofort zu einer Bewegungseinschränkung; der Patient kann das Knie dann nicht mehr richtig beugen oder strecken.

Der Einbau eines künstlichen Hüftgelenks ist unproblematischer; das Kugelgelenk mit seinem Muskel- und Sehnenzug »verzeiht« mehr. Beim Knie ist es mithin noch wichtiger als bei der Hüfte, nur einen ausgewiesenen Spezialisten mit der Operation zu betrauen.

Die Prothese sitzt bei der beschriebenen Operationstechnik ohne Zement absolut formschlüssig, und es ist von Anfang an eine Stabilität da, sodass der Knochen in den folgenden Wochen direkt auf die Oberfläche aufwachsen kann. Denn das ist ja das Schöne: Der Körper und insbesondere der Knochen verleibt sich den Neuankömmling buchstäblich ein. Er fährt eine Art Umarmungsstrategie: Wenn hier ein Fremder einzieht, dann helfe ich ihm eben ordentlich bei der Integration. Wenn er erstmal Mitglied in meinem Kegelverein ist, muss ich auch keine Angst mehr haben vor ihm. Schließlich zeigt die Prothese auch Integrationswillen: Ihr Material bietet sich dem Knochen geradezu an für seine Willkommensstrategie, wie weiter unten erklärt wird.

In der Regel wächst die Prothese im Verlauf von sechs Wochen fest ein. Der Patient kann das Bein vom ersten Tag an voll belasten.

Man nimmt nur so viel vom Knochen weg wie nötig. Beim Knie gibt es die Möglichkeit, nur eine halbe Endoprothese einzusetzen (»Hemischlitten«). Dafür muss also auch nur das halbe Originalknie entfernt werden. Das geht, wenn

- der Schaden nur auf einer Seite des Knies besteht,
- beide Kreuzbänder erhalten sind,
- die Beinachse korrekt ist (also kein O- oder X-Bein),
- der Patient kein Übergewicht und
- keine Kniescheibenprobleme hat.

Mit dieser Prothese erreicht man nach der OP wieder die volle, normale Beweglichkeit.

Woraus werden Endoprothesen eigentlich gemacht?

Wir müssen hier zunächst unterscheiden zwischen Hüft- und Kniegelenkprothesen. Beim Hüftgelenk nahm man am Anfang für die Gelenkpfanne Polyethylen, einen Kunststoff. Aber Kunststoff altert: Er enthält Weichmacher, die langsam entweichen. Und das ist doppelt schlecht: Zum einen haben die Weichmacher im umgebenden Gewebe natürlich nichts zu suchen – sie bewirken, dass Entzündungsmediatoren freigesetzt werden. Zum anderen wird die Prothese spröde und porös. Dann lösen sich winzige Teilchen von ihr ab. Was passiert? Es kommt zu einer Entzündung im Gelenk, die auch den Knochen »anfrisst«. Die Folge: Die Prothese sitzt nicht mehr fest im Knochen und wackelt.

Inzwischen hat man zweierlei Ersatz für das ungeeignete Material gefunden. **Keramik** und **Metall**. Man muss sich allerdings immer für ein Material entscheiden – kombinieren kann man sie nicht in einem Gelenk. Beide haben Vor- und Nachteile.

Keramik ist unschlagbar glatt; es gibt fast keine Reibung. Eine polierte Keramikoberfläche kommt dem Ideal, dem Naturknorpel, am nächsten. Metall scheint für unsere Augen auch glatt zu sein – aber unter dem Elektronenmikroskop sieht seine Oberfläche geradezu gebirgig aus, so rau ist sie.

Dafür ist Metall unverwüstlich, Keramik hingegen kann zerbrechen. Das passiert in der Praxis so gut wie nie – ich habe es

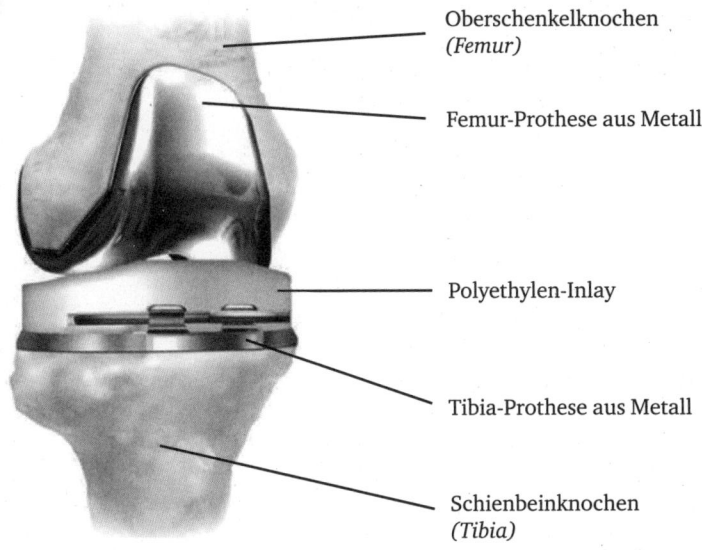

- Oberschenkelknochen *(Femur)*
- Femur-Prothese aus Metall
- Polyethylen-Inlay
- Tibia-Prothese aus Metall
- Schienbeinknochen *(Tibia)*

Endoprothese für das Knie

noch nie erlebt, obwohl ich schon lange nur noch Keramik einsetze –, aber wenn ein Keramik-Inlay doch einmal zerbricht, ist es extrem schwierig, die vielen kleinen Splitter wieder aus dem Gelenk herauszubekommen.

Die Entscheidung über das Material hängt auch von dem Gelenk ab, in das die Endoprothese eingesetzt werden soll.

Bei der **Hüfte** setzt man gern eine Keramik-Keramik-»Paarung« ein, die mit Zement im Knochen verankert wird.

Beim **Knie** hingegen muss man Polyethylen nehmen. Mittlerweile bestrahlt man das Inlay vorher radioaktiv, dadurch vernetzt sich das Polyethylen besser und wird zäher und widerstandsfähiger. (Die Strahlung ist nicht gefährlich, sie verhält sich wie eine Röntgenbestrahlung, das heißt, sie »rauscht durch« und ist weg. In den Körper gelangt also keine Radioaktivität.)

Sie fragen sich wahrscheinlich, warum man nicht auch im Knie Keramik verwendet, die doch nicht solche Nachteile hat wie Kunststoff. Leider sind bei Bewegungen des Knies so große Kräfte wirksam, dass das Material zu sehr belastet wird. Dieser Kipp-Belastung wäre Keramik nicht gewachsen, sie ist dafür zu spröde. (In der Hüfte hingegen werden die Kräfte über die Kugelform gleichmäßig verteilt, so dass Keramik keinerlei Risiko birgt.)

Für den (seltenen) Fall einer Metall-Allergie verwendet man übrigens eine reine Titanprothese.

Wie geht es dem Patienten nach der Operation?

Die Zeiten, da man nach einer Gelenkoperation erst einmal tagelang strenge Bettruhe verordnet bekam, sind vorbei. Man hat erkannt, welch große Bedeutung es hat, dass die Muskeln nicht mehr in einer Zwangsruhe abgebaut werden, und dass der Kreislauf in Gang kommt. Deshalb heißt die Parole »Mobilisierung«, und zwar schnellstmöglich. Patienten dürfen – sie müssen sogar – schon am ersten Tag nach der OP aufstehen und erste Schritte tun.

Auch mit einer Endoprothese im Körper gilt: Je mehr der Patient sich bewegt, desto besser. Mit der Aktivität stärkt er seine Knochen, in denen die Endoprothese dann umso besser hält. Die heutigen Materialien halten das aus, während früher empfohlen wurde, das künstliche Gelenk zu schonen.

Natürlich kann man nicht gleich nach der Wundheilung alle Bewegungen machen, die mit einem gesunden Gelenk möglich sind. Schwirig sind zunächst das Aufstehen aus dem Sitzen, eventuell noch aus einem tieferen Sessel oder Sofa, und das Gehen auf unebenem Gelände, bergauf oder bergab. Das muss alles geübt werden.

In Deutschland wird dem starken Beugen des Knies direkt nach der OP nicht so große Bedeutung beigemessen. Es genügt, wenn der operierte Patient das Knie auf 90° beugen kann. (Zur Erinnerung: Die gerade Beinstreckung wird in der Orthopädie als 0° bezeichnet.) Die meisten schaffen nach der Operation 80°. Wenn man die 110° schafft, kann man sich ohne Hilfe vom Stuhl oder von der Toilette erheben. 120° sind schon sehr gut.

Wieso spielt es eine Rolle, in welchem Land man lebt? Lesen Sie dazu weiter unten den Abschnitt »Endoprothesen in aller Welt«.

An dem Ziel, die neuen Gelenke möglichst gut bewegen zu können, arbeiten Sie intensiv in der Reha, die vor allem aus Physiotherapie (Krankengymnastik) besteht – und danach bitte unbedingt weiter zu Hause. Die Hocke, also das belastete tiefe Beugen, schaffen nicht alle, aber von dieser Bewegung haben Arthrose-Patienten sich meist schon lange vor der OP »verabschiedet«.

Welche Bewegungen man mit einer Endoprothese machen kann, hängt auch von der Form des Beins ab. Ein schlankes Bein kann man hinterher noch genauso weit beugen wie ein gesundes, also bis 140°. Ein fülligerer Mensch hat einen großen *Weichteilmantel*, wie man all das nennt, was nicht Knochen ist. Dessen Teile drücken natürlich irgendwann gegeneinander und verhindern das Beugen.

Zehn Jahre danach

Nun ist jemand eine Dekade lang herumgelaufen mit dem neuen Gelenk und hat seine wiedergewonnene Beweglichkeit genossen. Aber wie sieht es jetzt drinnen aus? Der Sitz der Endoprothese wird regelmäßig kontrolliert, bzw. immer wenn der Patient Beschwerden hat. Jährlich werden Röntgenkontrollen in zwei Ebenen durchgeführt, bei Verdacht auf eine Lockerung ist die Skelettszintigrafie (siehe Kapitel »Therapie«) am besten geeignet. Durch sie kann angezeigt werden, wo im Körper vermehrt Knochen umgebaut wird, und man sieht hier auch, ob eine Endoprothese locker geworden ist.

Mit der Computer-Tomografie (CT) sieht man noch viel besser, aber man wählt diese Methode nur, wenn es unbedingt nötig ist. Der Grund ist die relativ hohe radioaktive Strahlung, die dabei wirkt.

Die dritte Möglichkeit ist das MRT (Magnet-Resonanz-Tomografie, auch Kernspin genannt). Diese Methode ist aber nur möglich, wenn die Endoprothese kein Metall enthält. Dieses würde wegen der magnetischen Kräfte »Artefakte« erzeugen, sodass die interessierende Region nicht scharf abgebildet wird. Eine Ausnahme ist Titan, das nicht so wie andere Metalle auf ein Magnetfeld reagiert.

Wie lange halten Endoprothesen?

Künstliche Gelenke halten im Durchschnitt mindestens 15, wenn nicht 20 Jahre. Und die heute eingesetzten Materialien sind gegenüber denen von vor 15 Jahren deutlich verbessert, sodass sie wahrscheinlich noch länger haltbar sein werden.

Endoprothesen bei Rheuma/Arthritis

Bei Arthritis/Rheuma werden die Gelenke nach und nach zerstört. Wenn der Knorpel irgendwann komplett weg ist, haben die Patienten endlich Ruhe vor der Entzündung, nicht aber vor dem Schmerz. Bis vor einigen Jahren hatte man nur die Möglichkeit, das einfach abzuwarten oder das Gelenk zu ersetzen. Damit nahm man – wenn es zum Beispiel ein Kniegelenk war – einen großen Entzündungsherd weg. Das minderte insgesamt die Entzündungsaktivität im Körper. Allerdings waren die Herde im übrigen Körper immer noch da. Heute behandelt man mit der Basistherapie (siehe Kapitel »Therapie«) und kann in vielen Fällen die unheilvolle Entwicklung insgesamt stoppen. Dadurch ist ein Gelenkersatz bei Arthritis-Patienten nicht mehr so oft nötig wie früher.

Wie alt darf man sein?

Anders als Sie vielleicht gehört haben, gibt es mittlerweile keine Altersbegrenzung mehr. In keiner Richtung. Eine Narkose ist nicht mehr so gefährlich für einen alten Menschen wie früher. Alte Menschen wollen sich mehr bewegen als früher, und das ist auch gut so. Und jüngere Menschen – der jüngste war bei mir bisher ein Dreißigjähriger mit Rheumatoider Arthritis – können eine Endoprothese bekommen, weil die Ersatzgelenke aus besserem Material sind und länger halten und das Austauschen einer Endoprothese nicht mehr so problematisch ist wie früher. Wie muss man sich diesen Boxenstopp vorstellen?

- Wenn eine nicht einzementierte Prothese auslockert, wird sie entfernt, das Knochenlager mit einer Raspel erneut vorbereitet und ein etwas größeres Modell eingesetzt.
- Im anderen Fall muss nicht nur die Prothese selbst entfernt werden, sondern auch der Knochenzement, der sich ja mit dem Knochengewebe verzahnt hat. Dies führt zu einem größeren Knochenverlust. Was bedeutet, dass die Chancen auf erneuten Ersatz sich wegen der Ausdünnung des Knochens verschlechtern.

Wenn man eine zementierte Prothese ersetzt, dann befestigt man sie weiter unten im Oberschenkelknochen und verzichtet diesmal auf Zement. An der früheren Stelle kann der ausgedünnte Knochen dann sogar wieder nachwachsen und so den gesamten Oberschenkelknochen stabilisieren.

Seit wann gibt es Endoprothesen?

Die Frühzeit der operativen Orthopädie ist eine Geschichte von Abenteuer und Wagemut. Die erste Endoprothese wurde 1834 eingesetzt, sie war aus Elfenbein. Erstaunlich ist, dass man die Operationen damals offenbar steril durchgeführt hat, obwohl man noch nicht wusste, was »steril« bedeutet und wozu es gut ist.

Eine Zeitlang gab es sogar Endoprothesen aus Glas. Danach war man auf der Suche nach einem isoelastischen Material – also einem Stoff, der genauso elastisch ist wie Knochen.

Der große Durchbruch kam in den 1960er Jahren, als Sir John Charnley den Knochenzement einführte (der übrigens aus Kunststoff besteht). Seitdem steigt die Zahl der Operationen steil an; heute sind sie Routine. Aber vom Knochenzement aus Kunststoff kommt man wieder weg, weil er wie jeder Kunststoff spröde wird und bricht, was erhebliche Probleme verursacht. Man kann Endoprothesen auch gut ohne den »Zement« einsetzen.

Teilweise wird argumentiert, eine gut eingewachsene zementfreie Prothese sei schwer herauszuholen. Das mag stimmen – nur: Warum sollte ich die überhaupt entfernen?

Ein weiteres Argument für Zement ist, dass bei einem Bakterienbefall ein Antibiotikum in den Zement gemischt werden kann. Dieser Fall ist allerdings sehr speziell und kommt selten vor.

Endoprothesen in aller Welt

Nicht in allen Ländern werden so viele Endoprothesen eingesetzt wie in Deutschland. So fehlen zum Beispiel in Norwegen qualifizierte Chirurgen, da dort nicht genügend ausgebildet wurde. Ähnlich ist es in Großbritannien.

Je nach Kultur sind manchmal auch die Erfordernisse unterschiedlich. So müssen muslimische Patienten auf den Fersen sitzen können, weil sie mehrmals am Tag kniend beten. Für diese Patienten wurde ein spezielles Kniemodell entwickelt, bei dem man hinten etwas mehr Knochen wegnimmt, sodass die Patienten das Knie nachher besser beugen können. Nach der OP müssen sie dann extrem intensiv üben.

Bei Japanern kann man sehen, dass Knochen sich sogar anders ausformen, wenn man von Kindheit an in einer bestimmten hockenden Stellung sitzt. Das Sprungbein ist dann anders geformt.

Tabuthema Kosten

Was kostet eine Endoprothese einschließlich Operation, Reha, Krankengymnastik und so weiter eigentlich die Krankenkasse, also die Versichertengemeinschaft? Diese Frage zum Teil der Entscheidung zu machen, ob jemand die OP bekommen soll, wäre zynisch, denn Lebensqualität ist unbezahlbar und steht jedem Menschen zu. Aber ein Bewusstsein dafür, welchen Preis die Kunst der Techniker und der Orthopäden hat, kann nichts schaden. Eine neue Hüfte kostet momentan in Deutschland im Schnitt 8 000 bis 10 000, ein neues Knie zwischen 8 000 und 16 000 Euro.

14 Was Sie selbst tun können: Prävention

Ich könnte es mir jetzt leicht machen und Sie einfach auf das Leitmotiv dieses Buchs verweisen: **Bewegung ist das A und O.** Sie stärkt die Gelenke und Muskeln und beugt der mit Abstand häufigsten Gelenkerkrankung, der Arthrose, wirkungsvoll vor.

Sie wissen also, was Ihnen guttut. Aber wie überlisten Sie Ihren inneren Schweinehund und fangen tatsächlich an? Ich schlage vor: genau jetzt! Stehen Sie auf und gehen Sie einmal um den Block. Wenn das ungewohnt ist für Sie: 10 Minuten genügen erstmal. Und das Wichtigste: **Geben Sie nicht auf.** Denken Sie nie »Es ist eh alles zu spät.«

Aber einige konkrete Ratschläge habe ich doch noch:

Gehen Sie Ihr Übergewicht an

Ich weiß: Das ist ein großes Projekt. Nehmen Sie es mit Hilfe guter Beratung und ärztlicher Unterstützung in Angriff. Allein ist es meistens zu schwierig. Es gibt gute Hilfe, und die braucht so gut wie jeder. Sonst endet die Sache in Frust und Resignation. Viele Programme zum Abnehmen werden übrigens auch durch die Krankenkassen unterstützt. Nehmen Sie Kontakt auf mit Ihrer Kasse und fragen sie nach Unterstützung beim Abnehmen.

Wie war das – warum ist Schwimmen so gut?

Man kann den Trainingseffekt verschiedener Sportarten miteinander vergleichen. Das sieht dann so aus:

- 10 Minuten Schwimmen entspricht
- 20 Minuten Joggen oder
- 30 Minuten Radfahren.

Das Wasser dämpft und bremst, sodass ruckartige, gelenkschädliche Bewegungen gar nicht möglich sind. Und Schwimmen fordert und trainiert alle Muskeln des Körpers auf sanfte Weise und ohne Gewichtsbelastung der Gelenke – heureka! Besser geht's nicht. Also melden Sie sich in einem der Schwimmclubs an, die die Bahnen der öffentlichen Schwimmbäder regelmäßig mit Beschlag belegen. Oder legen Sie einen oder mehrere Tage in der Woche fest, an denen Sie schwimmen gehen. Natürlich kann man sich auch mit Freunden oder Partnern dazu verabreden. Aber die Grundregel muss immer heißen: »Ich gehe auf jeden Fall.« Sonst rutscht man in die »Hoffentlich-sagt-Gisela-ab«-Falle.

Muskelspiele

Muskel- und Kraftabbau passiert nicht durch »Energieverbrauch«, sondern nur, wenn wir träge herumliegen und die Muskeln *nicht* benutzen. Das können sie überhaupt nicht leiden, weshalb sie nach kurzer Zeit in den Streik treten. (Streik wegen Unterbeschäftigung – eher selten in der Gewerkschaftsgeschichte …)

Bei Muskeln bedeutet Streik, dass sie aus Protest immer kleiner, dünner und schwächer werden. Es ist also eine Art Hungerstreik. Der dauert aber nur so lange, bis wir sie wieder benutzen, und zwar regelmäßig, also mindestens jeden zweiten Tag.

Dabei ist es wichtig, die Muskeln in der Balance zu kräftigen. Ich sage betont »in der Balance«, weil man sich auch »Imbalancen« schaffen kann – entweder durch Fehlhaltung oder aber durch falsches Training. Ein klassisches Beispiel dafür ist der »Terminator«. Wie läuft Arnold Schwarzenegger? Nicht ganz so elegant wie Usain Bolt, der Weltrekordler über 100 Meter, oder? Schwarzenegger läuft, mit Verlaub, wie ein Roboter. Warum? Weil er seine Muskeln im Fitness-Studio auftrainiert hat, durch Pumpen an Geräten.

Dazu muss man wissen, dass Muskeln sich selbstständig nur zusammenziehen können, also anspannen. Was sie nicht von selbst können, ist, sich wieder aus der Anspannung zu lösen. Dafür braucht jeder einzelne Muskel seinen Muskelfreund. Unpassenderweise nennt man diesen hilfreichen Beistand übrigens den *Antagonisten*, also den »Gegenspieler«.

Bodybuilding der alten Schwarzenegger-Art ist aus orthopädischer Sicht kein optimales Training – es fehlen die Feinmotorik und die Koordination. Entsprechend steif und ungeschmeidig sieht der Gang eines reinen Kraftsportlers aus. Da ist das Training im Rahmen von Reha-Programmen doch vorzuziehen: Wer das absolviert, muss erstens nicht in Blockbustern mitspielen und trainiert zweitens physiologisch sinnvoll, also nicht nur »Bankdrücken« mit unkontrolliertem Krafteinsatz, sondern zum Beispiel auch Wurfbewegungen, um die Koordination wiederherzustellen.

Fitness-Studio – ja, aber ...

Wenn Sie ins Fitness-Studio gehen:

- Fragen Sie nach medizinischer Vorbildung der Mitarbeiter. Sagen Sie deutlich, dass Sie Arthrose haben und Ihr Training gelenkschonend erfolgen soll.
- Trainieren Sie langsam und kontrolliert. Zum Anfang nicht jeden Tag – dreimal die Woche genügt. Nehmen Sie wenige Ge-

wichte. Und erobern Sie nicht alle Geräte zugleich. Beschränken Sie sich auf wenige und wiederholen Sie dafür viele Male.
- Gehen Sie nicht in ein Fitness-Studio, das mit Zeitersparnis wirbt, denn dort wäre Ihr Training statisch und unnatürlich, würde Ihren Gelenken also nichts bringen.
- Kümmern Sie sich zum Beispiel um die Muskulatur Ihrer Oberschenkel. Warum gerade die? Wegen Ihrer Kreuzbänder. Das hängt so zusammen: Das vordere Kreuzband bekommt bei Richtungswechseln beim Laufen oder Springen häufig zu viel Spannung. Für diese Fälle hat es mächtige Helfer, die Beugemuskeln des Oberschenkels (ich mache bekannt: *musculus semimembranosus, m. semitendinosus, m. gracilis, m. satorius* und *m. bizeps femoris*), die sich anspannen und damit das vordere Kreuzband entlasten. In zwei Situationen klappt das aber nicht:
  - Die Spannung auf das vordere Kreuzband kommt zu plötzlich.
  - Die Oberschenkelmuskeln sind zu schwach. So kommt es leicht zu einem Kreuzbandriss. Sie können also den Oberschenkel gezielt trainieren, um diese üble Verletzung zu vermeiden.
- Trainieren Sie Ihre hüftabspreizende Muskulatur. Dafür gibt es im Fitness-Studio Apparate, bei denen man die Beine seitlich wegdrückt bzw. zusammendrückt.
- Lassen Sie sich nicht zu ungesunden »Schulterübungen« (Nackendrücken) überreden, diese bringen keine Stabilisierung, sondern schaden unter anderem Ihrer Rotatorenmanschette.

Trainieren – aber wie?

Haben Sie es noch nie gemocht, mit hängender Zunge hechelnd durch die Gegend zu rennen? Haben Sie öfter gedacht: »Ich bin nun mal kein Hund!«? Da haben Sie recht. Und kein Mensch verlangt, dass Sie Lunge und Kreislauf so überlasten. Es gibt sogar die Empfehlung: »Beim Training niemals außer Atem geraten.« Diese Übertreibung ist nämlich gar nicht nötig. Denn wenn Sie außer Atem geraten (anaerobes Training), schaltet der Körper auf »Flucht« – er weiß ja nicht, dass Sie freiwillig wegrennen. Damit das Raubtier Sie nicht einholt, greift er auf die Energie zurück, die am schnellsten zur Verfügung steht: Zucker. Das reicht zwar nicht lange, aber bis auf den nächsten Baum kann man es schaffen. Beim gesünderen aeroben Training hingegen, das ohne Schnaufen auskommt, geht der Körper an seine Fettreserven, tut also das, was Sie erreichen wollen. Trainieren Sie also langsam und sanft, aber stetig. Denn wichtig ist nicht, dass Sie sich besonders (über)anstrengen, sondern einfach, dass Bewegung stattfindet.

Dehnen Sie Ihre Muskeln nach dem Training, das tut gut. Und machen Sie einmal täglich das gute alte Windmühlenkreisen mit den Armen – mit jedem Arm je zehnmal vorwärts und rückwärts. Sie vermeiden damit, dass Ihre Schultermuskeln wegen Nicht-Gebrauchs schrumpfen. Aber nicht mit Gewalt plötzlich Bewegungen machen, die Sie nicht mehr gewohnt sind. Am besten sind sanfte Bewegungen.

Also, wenn Sie keine Lust aufs Fitness-Studio haben: Es geht auch ohne. Ganz einfach zu Hause, ohne viel Zubehör.

Schonen Sie Ihr Gelenk nach einer Verletzung

Die Knorpelschicht in unseren Gelenken verlangt unsere Einsicht und unser aktives Bewusstsein. Wir müssen sie aktiv schützen, denn sie kann es nicht allein (Sie erinnern sich: keine Blutversorgung, keine Immunabwehr, keine Heilung).

Schonung nach Knorpelverletzungen ist also kein leeres Gerede, sondern zentral wichtig für die Vorbeugung gegen Arthrose.

Bewegen Sie das lädierte Gelenk – aber belasten Sie es nicht. Es fällt schwer, sich beispielsweise das Heben schwerer Lasten abzugewöhnen. Man fühlt sich alt, wenn man Jüngere und Gesunde darum bitten muss. Aber Sie sollten trotzdem so oft wie möglich schweres Heben vermeiden. Muss es doch sein, dann bleiben Sie mit der Last möglichst nahe am Körperschwerpunkt, heben Sie sie also zwischen den gespreizten Beinen. Und gehen Sie in die Knie, anstatt sich aus der Hüfte vorzubeugen.

Wenn Sie die dauerhafte Schonung Ihrer Gelenke im praktischen Alltag hinkriegen, wird das Ihr weiteres Leben wesentlich schöner machen.

Körpereigene »Rüstung«

Je stärker, größer und dicker Ihre Muskeln sind, desto besser schützen Sie Ihren ganzen Körper vor Verletzungen. Sie bauen sich sozusagen eine wirksame Panzerung auf. Und das »Material« ist hundert Prozent Natur, die hier wieder einmal etwas Geniales erfunden hat. Machen Sie reichlich Gebrauch davon!

Dynamisches Sitzen – wissen Sie noch?

Haben Sie es schon ausprobiert? Oder es sich sogar schon angewöhnt, das gesunde Herumhampeln, immer wieder zwischen dem Arbeiten am Schreibtisch? Falls nicht, schlagen Sie doch das Kapitel 5 nochmal auf.

Schonend bewegen!

Schwung ist im Prinzip eine gute Sache. Wer viel Schwung hat, braucht weniger Kraft. Aber bei zu viel Schwung sind Läsionen (also kleine Risse) in den Muskeln schnell passiert, die eigentlich nicht das Ziel der Übungen waren.

Probieren Sie Bewegungsarten aus, bei denen es auf Harmonie ankommt. Beobachten Sie Ihre Bewegungen und sortieren Sie alles aus, was hart aufprallt, was plötzlich und extrem ist, was regelrechte Schläge auf Ihre Gelenke ausübt. Behalten Sie nur die sanften, schonenden Bewegungen bei und dämpfen Sie, wo es geht. Wenn Ihre Bewegungen etwas bewusster sind als früher, wenn Sie sich behutsamer, langsamer und vorsichtiger bewegen, sind Sie auf dem richtigen Weg.

Nicht in alte Muster zurückfallen

Sie haben Hilfe bekommen? Die Therapie hat gewirkt? Sie haben keine Schmerzen mehr? Gut. Aber nun kommt es darauf an. Dranbleiben! Nicht nachlassen, nicht in alte Muster zurückfallen. Sonst ist der nächste Arthroseschub bald da, den Sie mit kluger Vorbeugung ein paar Jahre nach hinten schieben könnten.

Das bedeutet: Nicht bergab wandern, sondern bergauf. Lieber den Fahrstuhl oder die Rolltreppe nach unten nehmen statt nach oben. Nicht schwer heben, nicht schwer tragen. Lederschuhe mögen schön aussehen, aber gut für die Gelenke sind sie nicht. Tragen Sie Schuhe mit dicken, weichen Sohlen, oder lassen Sie sich Pufferabsätze darunter kleben, damit der Auftritt gedämpft ist. In Ihren Business- oder Ausgehschuhen geben Sie sich selbst bei jedem Schritt einen Schlag auf das kaputte Gelenk.

Nicht ohne Knorpel auf den Knochen herumlaufen

Benutzen Sie Schmerzmittel nicht dazu, weiter die gewohnten gelenkschädlichen Aktivitäten auszuüben (Handball, Squash, Marathon ...). In Ihren Knochen entstehen sonst sogenannte *Geröllzysten*. Dieser anschauliche Trümmername bezeichnet einen Hohlraum, der mit Flüssigkeit und losen Knochenkrümeln gefüllt ist. So etwas gehört nicht in einen Knochen. Und wenn Sie später eine Endoprothese brauchen, gibt es Probleme, weil man in einem Knochen, der Geröllzysten enthält, die Endoprothese schlechter verankern kann.

Wie entsteht so etwas? Normalerweise haben Knochen innen eine Struktur, die in der Form an Bienenwaben erinnert. Dadurch sind sie biegsam ohne viel Gewicht. Die Struktur ist aus kleinen Bälkchen aufgebaut, diese passen sich entsprechend der Belastung an. Bei Bewegung werden mehr Bälkchen hingebaut – der Knochen wird stabiler. Bei zu hoher Druckbelastung brechen die Bälkchen jedoch. Ihre Überbleibsel werden abgeräumt, und so entsteht die Zyste.

Nicht aufhören!

Sie haben einige Monate trainiert, und nun geht es Ihnen besser? Wunderbar! Aber wenn Sie jetzt aufhören, verschwindet Ihre Fitness, als ob sie nie dagewesen wäre. Und Ihre Gelenke beginnen bald wieder zu knirschen. Denn Ihr Körper tut nur das Nötigste – nur das, wozu Sie ihn zwingen.

Lesen Sie nochmals die Plauderei mit den Muskeln vom Anfang. Schreiben Sie Ihre eigene Variante davon. Eine positive, natürlich.

Geben Sie sich nicht auf!

Sie denken: »Ich bin sowieso alt, das macht doch jetzt keinen Unterschied mehr«? Denken Sie das nicht. Es stimmt nämlich nicht.

Früher war man mit 60 Jahren alt und bereitete sich aufs Sterben vor. Heute hat sich das zum Glück geändert. Heute fragt man sich in diesem Alter, ob man jetzt mal auf das Matterhorn steigt – oder welches Ziel man sich sonst setzt.

Man wandert, fährt Rad, schwimmt, spielt Tennis oder Golf und tanzt. Geht alles. Sie müssen nur das Richtige finden. Auch wenn Sie den Ausdruck *Best agers* (im besten Alter) albern finden – er drückt etwas Positives aus. Etwas, das Realität ist – oder sein kann. Wenn Sie es sich als Ziel setzen.

Skifahren?

Abgesehen vom heute oft fehlenden Naturschnee – Abfahrtslauf ist nicht zu empfehlen, wenn Sie Problem-Gelenke haben. Auch bei gutem Trainingszustand kann in einem Moment, in dem Sie nicht so angespannt sind, das Bein plötzlich ausscheren, »schneiden«, und ohne dass man es gleich bemerkt, kann ein Kreuzband reißen.

Sie lieben die Berge und den Schnee? Steigen Sie auf Langlaufski um, es macht viel mehr Spaß, als Sie vielleicht denken. Fordert viel Koordination, fühlt sich gut an – »Ich bewege mich, mein Körper kann was!« – und ist gut für Ihre Gelenke.

15 Schlussbetrachtung

Welche Fortschritte die Medizin in den letzten Jahrzehnten gemacht hat, wird klar, wenn man mal einen Schritt zurücktritt und sich anschaut, wie es vor 150 Jahren aussah: Jede bakterielle Infektion konnte den Tod bedeuten; die Hälfte der Säuglinge überlebte das erste Lebensjahr nicht; die meisten heute üblichen Operationen waren aus technischen und hygienischen Gründen undenkbar; dasselbe galt für den Ersatz von Gelenken und Organen.

Allein schon seit ich Mitte der 70er Jahre zu studieren begann, hat die Orthopädie enorme Fortschritte gemacht und Fehlentwicklungen korrigiert. Eine dieser Fehlentwicklungen war beispielsweise das *Robodoc*-Verfahren, das Ende der 90er Jahre aufkam. Das Fräsen des Knochenschafts geschah darin nicht mehr von Hand, sondern computergesteuert – so sollte der Endoprothesenschaft am Ende mit bisher unerreichter Perfektion im Knochen sitzen.

Heute wissen wir: Dieser Vorstellung lagen zwei kardinale Denkfehler zugrunde. Zum einen bewirkt gerade das perfekte und vollständige Ausfüllen des Knochenrohres mit einer metallischen Endoprothese die Versteifung des Knochens, die wiederum zu dessen Abbau und damit zum Auslockern der Prothese führt.

Zum anderen muss die Fräsmaschine sehr fest am Oberschenkel fixiert werden, damit keine Abweichungen entstehen und nicht falsch gefräst wird. Diese Befestigung der computergesteuerten Maschine erforderte das vorübergehende Ablösen vieler Muskeln, Kapseln und Bänder vom Oberschenkelknochen. Sie konnten dann ihre ursprüngliche Funktion später, nach der Heilung, nur verlangsamt, abgeschwächt oder gar nicht mehr übernehmen.

Aber natürlich gibt es auch echte Fortschritte durch verbessertes Wissen und technische Entwicklungen. Die Materialien der künstlichen Gelenke sind so viel besser geworden, dass sie deutlich länger halten – vor allem, wenn die umliegenden Knochen, Sehnen, Bänder und Kapseln noch vital sind. Auch diese Erkenntnis ist neu. Früher wartete man mit dem Gelenkersatz so lange wie möglich – heute weiß man, das Ergebnis ist umso besser, je weniger weit die Krankheit fortgeschritten ist.

Grundsätzlich neu ist auch die Erkenntnis, dass lange Bettruhe nach einer orthopädischen Operation den Körper weiter schwächt. Die Mobilisierung ab dem ersten Tag ist heute Standard und hat die Genesung sehr beschleunigt.

Enorme Verbesserungen (und Entlastung für die Patienten) hat die Arthroskopie gebracht. So operiert man einen Meniskusschaden heute nur noch minimalinvasiv und gezielt – und entfernt nicht mehr in einer offenen Operation den gesamten Meniskus.

Auch die Schulter operiere ich nur noch mit der »Schlüsselloch-Technik«, schonender und besser ohne großen Hautschnitt. Mithilfe des Arthroskops lässt sich das Schultergelenk besser einsehen als bei der früher normalen Methode der offenen Operation.

Und manche Phänomene wurden überhaupt erst dank der Arthroskopie erkannt und verstanden – so wie das *Impingement* und Teilschädigungen der Schultersehnen. Vor 30 Jahren hieß es bei einer lädierten Supraspinatussehne nur: »Nichts zu machen!« Heute kann man etwas tun.

Und bei kleinen, eng umgrenzten Schäden an der Knorpelschicht verpflanzt man intakte Knorpelstücke dort hin und heilt so tatsächlich den Knorpel.

Ebenfalls noch recht jung ist das Wissen über das schädliche Eigenleben des tief zwischen den Gedärmen verborgenen Bauchfetts, das beinahe schon Eigenschaften wie ein Organ hat und beim Erledigen seiner Aufgabe – der Immunabwehr – bisweilen auf ungute Abwege gerät, wie im Kapitel »Arthrose und Arthritis« gezeigt.

Aber natürlich bleibt noch immer viel zu tun. Der Traum der Orthopäden ist sicherlich die Züchtung echten, also hyalinen Knorpels im Labor; auch ein anatomischer Meniskusersatz, der die Funktion des ursprünglichen Meniskus übernimmt und nicht nur als Platzhalter dient, wäre ein Durchbruch. Wir könnten dann bei einer Arthrose im Knie frühzeitig einschreiten und in vielen Fällen auf die Endoprothese verzichten.

Selbstverständlich hat die Technik versucht, die Glattheit der Knorpel (den sogenannten Gleitkoeffizienten) mit verschiedenen künstlichen Materialien zu erreichen. Aber bisher sind wir nicht in der Lage, ein Material zu schaffen, das es ermöglicht, zwei Flächen so glatt aneinander vorbeigleiten zu lassen.

Die erwähnten, eindrucksvollen Fortschritte der Medizin werfen auch politische Fragen auf. Denn die gewachsenen Möglichkeiten sind zwangsläufig mit höheren Kosten verbunden. (Die meisten Menschen nehmen zum Beispiel automatisch an, eine schonende Behandlung wie die Arthroskopie müsse zugleich auch billiger sein als eine offene OP. Leider ist das Gegenteil der Fall – Arthroskopie ist deutlich teurer.)

Nun will natürlich kaum jemand auf eine stetig verbesserte Gesundheitsversorgung verzichten – aber bei den Kosten schreit dann doch niemand so gerne »hier!« Das ist nachvollziehbar – aber eine Gesellschaft kann auf Dauer keine Vollkasko-Medizin haben, wenn sie weiterhin nur den Haftpflichttarif bezahlen will. (In Großbritannien beispielsweise muss man Gelenkprothesen ab dem 60. Lebensjahr selbst bezahlen.)

Momentan wird das Problem »gelöst«, indem das finanzielle Risiko bei den Ärzten abgeladen wird. Es gibt feste Budgets für die Verordnung von Medikamenten bzw. Heilmitteln (Krankengymnastik etc.). Das Verordnungsverhalten der Ärzte wird pro Quartal verglichen mit dem ihrer Fachkollegen. Überschreiten sie das Budget, werden sie zur Kasse gebeten, indem die Bezahlung pro erbrachter Leistung sinkt.

Dieses System ist aus mehreren Gründen ungerecht. Zum einen werden den Ärzten zwar die steigenden Kosten aufgebürdet, aber es wird ihnen nicht der gesellschaftliche Nutzen der verbesserten Medizin »gutgeschrieben«: Patienten sind nach einer Operation viel schneller als früher wieder arbeitsfähig; sie leiden weniger; vieles wird erfolgreicher behandelt als früher, der allgemeine Gesundheitszustand der Bevölkerung ist also besser.

Zum anderen basieren die Budgets und die Gebühren auf vollkommen veralteten Annahmen. Bei den Privatkassen rechnen wir mit einer Gebührenordnung ab, die zuletzt 1996 reformiert wurde. Viele operative Leistungen, zum Beispiel im Bereich der Arthroskopie oder Endoskopie, gab es damals noch gar nicht. Manche sagen, der Staat als Gesetzgeber könne gar kein Interesse daran haben, die Gebührenordnung den Realitäten anzupassen, weil ein Großteil der Privatversicherten Beamte sind. Der Staat müsste dann im Rahmen der Gesundheitsbeihilfe mehr für seine Beamten bezahlen ...

Die schiefe Rechnung der aktuellen Gesundheitspolitik, die Ärzte nur mit den Kosten, nicht aber mit dem Nutzen in Verbindung bringt, geht natürlich zu Lasten der Patienten, weil manche Ärzte mit Blick auf das Budget sinnvolle Verordnungen unterlassen oder verschieben. Und ebenso schädlich für die Patienten ist es, an Präventionsmaßnahmen zu sparen. Die sind für die Gesellschaft ja mittel- und langfristig viel billiger als die spätere Behandlung bereits eingetretener Schäden – aber beim kurzsichtigen Denken in Quartalen ist Krankengymnastik natürlich teurer als Nichtstun.

Sinnvoll wäre aus meiner Sicht als niedergelassener Arzt eine Vergütung von Einzelleistungen zu einem festen, betriebswirtschaftlichen Preis. So würde man auf faire Weise der Tatsache gerecht, dass wir Ärzte nun einmal beides sind: selbstständige Unternehmer, die mit der Einrichtung einer Praxis eine erhebliche Investition tätigen, deren Risiken kalkulierbar sein und bleiben müssen – und Helfer, die wollen, dass Sie gesund bleiben oder werden.

Epilog

Wie sorge ich am besten vor? Wie schütze ich mich vor rasant schlimmer werdender Arthrose?

Dazu eine Geschichte aus meiner Praxis, die in gewisser Weise mein Leben verändert hat. Eine über 90-jährige Dame betrat mein Behandlungszimmer. Wobei »betrat« eigentlich nicht das richtige Wort ist: Sie tänzelte vielmehr herein. Ich traute meinen Augen nicht – in diesem Alter noch so fit? Das fragte ich sie dann auch gleich. Und da erzählte die liebenswürdige Greisin mir, was sie seit Jahrzehnten täglich tut: Sie steigt in die Straßenbahn, fährt zum Hallenbad, schwimmt dort ihre Bahnen und fährt mit der Straßenbahn wieder nach Hause. Täglich! Seit Jahrzehnten.

Ich wusste natürlich vorher schon, wie gesund Schwimmen ist. Aber dieses Erlebnis machte mich nachdenklich. Seitdem bin ich ein regelmäßiger Schwimmer – wenn auch nicht ganz so konsequent wie diese bewundernswerte Neunzigjährige.

Nehmen Sie sich also die fitte alte Dame zum Vorbild. Ich wünsche Ihnen, dass Sie Ihr Leben lang gelenkig bleiben.

Ihr Dr. Thomas Pfeifer

Liste der Übungen

Rücken, Beine	Seite 48
Knie	Seite 53
Hüfte	Seite 86
Ellenbogen, Hand	Seite 115
Rücken	Seite 145
Schultern	Seite 226

Bildnachweis

Abbildungen von

Oliver Schmitt: S. 21, 57, 58, 60, 67, 74, 75, 89, 90, 142, 173

Franziska Stursberg: S. 10, 18, 23, 27, 28, 76, 78, 80, 86, 101, 111, 120, 121 (oben), 128, 133, 139, 145, 150, 151, 154, 155, 198

Praxis Dr. Thomas Pfeifer: S. 37, 42, 121 (unten), 178, 215

Gesundheit und Wohlbefinden durch Beweglichkeit, kraftvolle Ausdauer und Tiefenentspannung

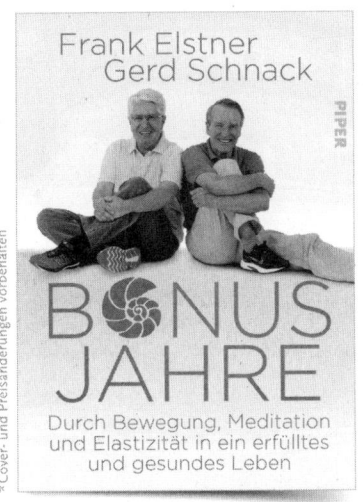

Frank Elstner /
Gerd Schnack
Bonusjahre
Durch Bewegung, Meditation
und Elastizität in ein erfülltes und
gesundes Leben

Piper, 256 Seiten
€ 20,00 [D], € 20,60 [A]*
ISBN 978-3-492-05836-0

Frank Elstner und der Mediziner Prof. Dr. Gerd Schnack präsentieren in diesem Buch ihr Konzept für ein gesundes, langes und erfülltes Leben im Einklang mit den Prinzipien der Natur: Durch einfache und kurze Übungen für jeden Tag – ob zu Hause, unterwegs oder im Büro – aktivieren wir das Herz-Kreislauf-System, Muskeln, Faszien und Gelenke. So verleihen wir unserem Leben Dynamik und die notwendige Gelassenheit im Stressalltag.

Leseproben, E-Books und mehr unter www.piper.de